Ergebnisse der Anatomie und Entwicklungsgeschichte

Advances in Anatomy, Embryology and Cell Biology

Revues d'anatomie et de morphologie expérimentale

44 · 6

Editores

A. Brodal, Oslo · W. Hild, Galveston · R. Ortmann, Köln
T. H. Schiebler, Würzburg · G. Töndury, Zürich · E. Wolff, Paris

Klaus Küppers

Analyse
der funktionellen Struktur
des menschlichen Unterkiefers

mit 33 Abbildungen

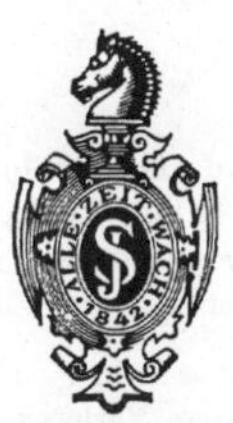

Springer-Verlag Berlin Heidelberg New York 1971

Dr. med. dent. Klaus Küppers
Anatomisches Institut der Universität
D-5000 Köln 41

ISBN-13:978-3-540-05531-0   e-ISBN-13:978-3-642-65260-8
DOI: 10.1007/978-3-642-65260-8

Inhalt

Einleitung
A. Überblick über die Ansichten und Lehrmeinungen
von der funktionellen Anpassung des Knochens

Etwa um die Mitte des vorigen Jahrhunderts erkannte man eine gewisse Regelmäßigkeit in der Struktur der Substantia spongiosa und diskutierte ihre Bedeutung für die mechanische Funktion (Bourgery, 1832; Ward, 1838; Wyman, 1849; Engel, 1851; Humphry, 1858). Besondere Aufmerksamkeit galt der Form und Struktur des coxalen Femurendes, an dem Ward (1838) bereits Druck- und Zugbündel der Knochenspongiosa unterschied. Auch die ersten Festigkeitsuntersuchungen der Spongiosa sind ihm zuzuschreiben.

An Darstellungen der Spongiosaarchitektur zeigte Wyman (1849), erstmalig, daß sich die Spongiosabälkchen als „studs" (Druckstützen) und „braces" (Zugspannten) überall unter rechtem Winkel kreuzen. Am proximalen Femurende erkannte Humphry (1858), daß die Knochenbälkchen rechtwinklig auf die Gelenkfläche auftreffen. Culmann entwickelte 1866 eine zeichnerische Methode zur Bestimmung von Spannungsverläufen in belasteten Körpern und schuf den Begriff „Spannungstrajektorien", Linienzüge, die an jeder Stelle des belasteten Körpers die Richtung der Spannungen angeben. Der Spannungsqualität entsprechend unterschied er Druck-, Zug- und Schubtrajektorien. H. Meyer (1867) erkannte die Übereinstimmung der Spongiosastruktur mit den Druck- und Zugtrajektorien eines von Culmanns Schüler Haslacher nachgebildeten Modells des coxalen Femurendes und begründete im Jahre 1867 seine Auffassung von der trajektoriellen Struktur der Spongiosa.

Aufbauend auf dieser Trajektorientheorie entwickelte J. Wolff (1892) sein „Transformationsgesetz". Dieses besagt, daß der Knochen auch unter pathologischen Bedingungen, also bei Änderung der Form oder der Funktion, eine den neuen Verhältnissen angepaßte Spongiosastruktur auszubilden vermag. Die Ursache für die Ausrichtung der Spongiosaelemente glaubte Wolff in den Spannungstrajektorien selbst erkannt zu haben.

Roux (1895) versuchte zuerst die exakte Begründung des Transformationsgesetzes am Beispiel eines ankylotischen Kniegelenkes mit Hilfe von Modellexperimente zu erbringen. Die Fähigkeit des Knochens, sich neuen statischen Bedingungen derart anzupassen, daß zweckmäßige, der neuen Funktionsweise entsprechende Strukturen und Gestalten entstehen, wurde von Roux als „Gesetz der funktionellen Anpassung" definiert. Der Umbau des Organs, der schließlich zum Zustand des Angepaßtseins führt, werde durch seine spezifische, adäquate Funktion eingeleitet und derart gesteuert, daß ein Maximum an Leistung mit einer möglichst geringen Organmasse erreicht werde (Maximum-Minimum-Gesetz 1912). Diesbezüglich besitze der Knochen die Fähigkeit, je nach Beanspruchungsgröße örtlich mit Aktivitätshypertrophie oder Inaktivitätsatrophie zu reagieren. Auch die trajektorielle Ausrichtung der Spongiosaelemente erklärte Roux (1911) auf diese Weise.

Gegen die Lehre der funktionellen Anpassung wurden zahlreiche Einwände erhoben (Koch, 1917; Jansen, 1918; Triepel, 1922; Murray, 1936; Bell, 1956). So behauptete Triepel (1922), daß die Spongiosaelemente keine „insubstantiierten Spannungstrajektorien" darstellen. Ihre erste Bildung werde nicht durch die Einwirkung äußerer Kräfte veranlaßt, doch ständen mechanische Spannungen, die in ihnen auftreten, in kausaler Beziehung zu ihrem Aus- und Umbau. Nach Triepel (1922) ist die Spongiosaarchitektur in erster Linie von der äußeren Knochenform abhängig. Strukturen, die solche Beziehung erkennen lassen, nannte er „harmonisch eingefügt".

Trotz schwerwiegender Kritik fand die Lehre von der funktionellen Anpassung die Anerkennung namhafter Autoren (Gebhardt, 1901, 1903, 1910; Benninghoff, 1925, 1927, 1930, 1931; Küntscher, 1935).

Auf Grund langjähriger klinischer Beobachtungen und exakter Analysen der Bauprinzipien des Bewegungsapparates gelang es Pauwels (1948—1965), die Biomechanik neu zu fundieren. Nach seinen Vorstellungen hängen An- und Abbau von Knochensubstanz allein von der lokalen Beanspruchungsgröße und nicht von der Art oder Richtung der Beanspruchung ab. Eine Gegenüberstellung der Verteilung der Knochensubstanzmenge mit der Größenverteilung der Beanspruchung zeigt, daß beide einander entsprechen. Folglich sind nach dieser Auffassung die Spannungsgrößen im Knochen überall gleich, im entsprechend belasteten homogenen Vergleichskörper dagegen der Substanzmenge proportional. Der Knochen wäre demnach im technischen Sinne ein Körper gleicher Festigkeit.

Um mit größter Materialersparnis und somit ökonomisch zu bauen, müssen die Biegebeanspruchungen, die gegenüber der axialen Druck- und Zugbeanspruchung besonders materialgefährdend sind, so klein wie möglich gehalten werden.

Die gestaltende Wirkung dieses Hauptbauprinzips analysierten Pauwels (1955) und Kummer (1962) wie folgt: Aktivitätshypertrophie besteht nur bis zu einer gewissen Erträglichkeitsgrenze der Spannungen, oberhalb dieser Spannungsgröße schlägt der Anbau in Abbau um. Entsprechend ist auch die Inaktivitätsatrophie begrenzt. Das Ausmaß der Reaktionsmöglichkeit des Knochens auf unterschiedliche Beanspruchungsgrößen ist folglich durch 2 Grenzwerte eingeschränkt. Zwischen diesen Grenzen liegt nach der Anschauung von Pauwels (1955) eine Sollgröße, bei der An- und Abbau sich die Waage halten, der Knochen sich also im Fließgleichgewicht befindet.

Kummer (1962) vergleicht diese Knochenreaktion mit der Funktionsweise eines Reglersystems, dessen konstant zu haltende Regelgröße die Spannung, dessen veränderliche Störgröße die Beanspruchung ist. Hohe Spannungen führen zur Hypertrophie, die bei gleichbleibender Beanspruchung die Spannungen wieder absinken läßt. Dies führt bei Unterschreitung des Sollwertes zu Knochenabbau. Durch wechselnden An- und Abbau pendelt sich die Spannung allmählich auf die Sollgröße ein, bei der sich der Knochen im Fließgleichgewicht befindet.

Wird dieser Mechanismus der Knochenreaktion zugrunde gelegt, so muß zwangsläufig eine funktionelle Anpassung sowohl der Gesamtgestalt als auch der Struktur des knöchernen Skeletes zustande kommen.

Die als Ausgangsmaterial angenommenen ungeordneten Spongiosaelemente erfahren bei zufälliger Lage der an ihnen angreifenden Teilkräfte größtenteils eine Biegebeanspruchung. Diese hat zur Folge, daß die Spannungen über dem Quer- und Längsschnitt ungleichmäßig verteilt werden. An Stellen an denen die Spannungen die Sollgröße überschreiten, kommt es zur Hypertrophie, wo die Spannungen kleiner sind als der Sollwert, wird Knochenmaterial abgebaut. Die neue Materialverteilung hat wiederum eine Veränderung der Spannungsverteilung und somit einen weiteren Umbau zur Folge. Diese Vorgänge werden erst dann eingestellt, wenn sämtliche Biegemomente ausgeschaltet sind, die Spongiosaelemente also rein axial auf Druck oder Zug beansprucht werden. Die resultierenden Spannungen sind dann nicht nur über dem Quer- und Längsschnitt der Elemente gleichmäßig verteilt, sondern auch bedeutend geringer als die einer Biegebeanspruchung. Das Ergebnis dieser axialen Beanspruchung der Spongiosaelemente ist zwangsläufig ein trajektorielles Fachwerk, dessen Stäbe die gleiche Ausrichtung haben wie die Spannungstrajektorien in einem entsprechend belasteten homogenen Vergleichsmodell. In Verteilung und Dichte der Elemente entspricht es der Größenverteilung der Beanspruchung. Die mechanische Bedeutung der Spongiosaarchitektur findet also ihre Begründung in dem biegungsfreien Fachwerk, das mit größtmöglicher Ersparnis und somit einem Maximum an Ökonomie gebaut ist. Nach Pauwels (1948) ist die trajektorielle Ausrichtung der Spongiosa jedoch nur als Begleiterscheinung des Hauptbauprinzips zu betrachten und kann bei voller Biegungsfreiheit an manchen Stellen fehlen.

Die Frage, ob auch die Corticalis eine trajektoriell-funktionelle Struktur besitze, wurde von vielen Autoren bejaht (Winkler, 1921; Pickard, 1930; Henckel, 1931; Dowgjallo, 1932; Seipel, 1934, 1948; Benninghoff, 1925, 1927, 1930, 1931).

Pauwels (1948) konnte jedoch durch Vergleiche der Spaltlinien mit den spannungsoptisch ermittelten Spannungstrajektorien in Vergleichsmodellen nachweisen, daß der Verlauf beider Systeme grundverschieden ist. In einem auf Biegung beanspruchten Knochen verlaufen die Spannungstrajektorien in charakteristischen, sich rechtwinklig kreuzenden Bögen, die sich zur Oberfläche hin allmählich abflachen, hier aber die größten Spannungen aufweisen.

Die Spaltlinien und damit die Osteone verlaufen dagegen stets in Längsrichtung des Knochens und stellen eine Verkörperung der wachstumsbedingten Zugtrajektorien dar. Das Kraftfeld des Wachstums ist also grundsätzlich verschieden vom Kraftfeld der Funktion. Pauwels (1950) konnte zeigen, daß trotzdem der längsgerichtete Osteonverlauf zweckmäßiger ist als eine nur auf eine bestimmte Biegebeanspruchung ausgerichtete, trajektorielle Struktur. Bei jeder Änderung der Biegungsebene ändern sich auch die Spannungsrichtungen. Die Osteonzüge können aber in jedem Falle den höchsten Spannungen in den Randfasern optimal entgegenwirken.

Die Knochencompacta besitzt also eine der Funktion angepaßte, aber nicht durch diese Funktion entstandene Wachstumsstruktur. Die Anpassung der Corticalis an veränderte Beanspruchung erfolgt nach dieser Theorie nicht durch die Änderung ihres Feinbaues, sondern durch Anpassung der Querschnitte in Form und Materialverteilung.

B. Fragestellung

Dank einer exakten Analyse der gegenseitigen Beziehungen von Material- und Beanspruchungsverteilung, gelang es Knief (1966) erstmals, die Ergebnisse von Pauwels (1965), die sich auf einen subjektiven Vergleich von Objekt und Modell stützen, quantitativ messend weitgehend zu bestätigen. Es ist Aufgabenstellung dieser Untersuchung, mit Hilfe modellexperimenteller Analysen zu klären, ob der Unterkiefer sowohl in seiner groben Form als auch in seiner feineren Struktur „funktionell" gebaut ist, d.h. ob die Massenverteilung der Größenverteilung der Beanspruchung entspricht, und ob die Spongiosaelemente die kleinstmögliche Beanspruchung erfahren, also axial auf Druck oder Zug beansprucht und somit trajektoriell ausgerichtet sind.

Im Rahmen der spannungsoptischen Untersuchungen wird angestrebt, eine allgemein anwendbare Methode zu entwickeln, die es gestattet, verschiedene, beim Kauakt auftretende Spannungszustände zu summieren und in Form eines „Summationsbildes" sichtbar zu machen.

Darüber hinaus wird versucht, die bereits von Knief (1966) angewandte densitometische Methode zur quantitativen Bestimmung der Materialverteilung auch auf das Trajektorienbild zur Bestimmung der Beanspruchungsverteilung anzuwenden.

Um im Modellexperiment den anatomischen und physiologischen Anforderungen weitgehend gerecht zu werden, soll neben dem Verfahren der zweidimensionalen auch das der dreidimensionalen Spannungsoptik angewandt werden. Zudem werden mit Hilfe des „Einfrierverfahrens" die Spannungsverläufe in allen 3 Dimensionen analysiert, um sie mit der räumlichen Anordnung der Spongiosastrukturen zu vergleichen.

Schließlich sollen die gewonnenen Ergebnisse den zahlreichen älteren Theorien und Darstellungen des funktionellen Unterkieferaufbaues gegenübergestellt und diskutiert werden.

C. Zusammenfassung der im Schrifttum geäußerten Auffassungen von den mechanischen und strukturellen Wechselbeziehungen des menschlichen Unterkiefers

Der menschliche Unterkiefer ist in bezug auf seine mechanischen und strukturellen Verhältnisse von vielen Autoren und mit verschiedensten Methoden untersucht worden.

Walkhoff (1900, 1901, 1902) untersuchte eingehend die funktionelle Struktur des Unterkiefers der Anthropomorphen und des Menschen. Nach seiner Ansicht entwickelt sich aus der vererbten Anlage die spätere Kieferform allein durch die Muskelfunktionen, wobei die Zähne die wesentlichen Vermittler der aufgewandten Kraft sind und durch ihre Größenentwicklung, ihren Gebrauch und Verlust auf die Kiefer formgestaltend wirken. Unter vorzugsweiser Anwendung der Radiographie glaubte Walkhoff (1902) charakteristische Spongiosastrukturen entdeckt zu haben, die er „Trajektorien" nannte, und die sich in solche des Kieferkörpers und des Kieferastes gliedern lassen. Das „Trajectorium bifidum" ist bereits zur Zeit der Geburt vorhanden und bleibt während des ganzen Lebens erhalten. Es durchläuft vom Proc. condyloideus ausgehend den ganzen Kieferkörper und wird als Ausdruck des „indirekten Rückstoßes" der Mandibula in longitudinaler Richtung gedeutet. Wachstum und Funktion bedingen eine allmähliche Transformation dieses „primären Trajektoriums", so daß es sich in älteren Unterkiefern als ovale Röhre darstellt. Die Seitenwände dieser Röhre werden durch die kompakten Kieferplatten, die stark gerundeten oberen und unteren Anteile durch die spongiösen Teiltrajektorien dentale und basale gebildet. In der neutralen Achse des Trajektoriums verläuft der Canalis alveolaris inferior. Das „Trajectorium posticum" bezeichnet Walkhoff (1902) als Ergebnis des direkten Rückstoßes der am Angulus ansetzenden Muskeln gegen das Kiefergelenk. Das „Trajectorium praeceps" und das „Trajectorium transversum" stellen als Widerstand gegen die Muskelkraft des M. temporalis Zugtrajektorien dar. Das erstgenannte verläuft parallel dem vorderen Rande des Proc. coronoideus, während das zweite von der Spitze des Muskelfortsatzes, zunächst der Linea semilunaris folgend, in bogenförmiger Anordnung zum äußern Kieferwinkel und dann zur Kieferbasis zieht. Das „Trajectorium transversum" findet sich aber nur bei den anthropoiden Affen, die einen besonders stark entwickelten Schläfenmuskel besitzen. Als Drucktrajektorium verläuft das „Trajectorium radiatum" strahlenförmig vom inneren zum äußeren Kieferwinkel. Es hat nach Walkhoff (1902) die Aufgabe, dem gefährdeten Querschnitt Festigkeit zu verleihen. Vom äußeren Kieferwinkel ausgehend, erstreckt sich das „Trajectorium marginale" entlang der Kieferbasis und vereinigt sich im Kieferkörper mit dem „Trajectorium basale". Walkhoff (1902) deutet es als „direkte Druckbahn", hervorgerufen durch die Wirkung der großen Kaumuskeln gegen die Basis des Kieferkörpers.

Das „Trajectorium copulans", das parallel zur Incisura semilunaris verläuft, soll nach Walkhoff (1902) einer Zerreißung des Gewebes zwischen den beiden Enden der Kieferfortsätze entgegenwirken. Die horizontale Anordnung der Spongiosaelemente im Alveolarfortsatz soll durch die Keilwirkung der Zähne und damit „durch einen Druck auf die nächstliegenden und sogleich durch einen Zug auf die fernerliegenden Bälkchen" zustande kommen. Die an den Wurzelspitzen und am basalen Teil verlaufenden vertikalen Spongiosaelemente sind durch Druckwirkung bedingt.

Toldt (1904) beschrieb ebenfalls charakteristische Spongiosaanordnungen im Unterkiefer. Er vermied jedoch den Ausdruck „Trajectorium", da er die funktionelle Bedeutung dieser Strukturen bezweifelte und sie als wachstumsbedingt deutete.

Levin (1913) unterwarf den menschlichen und anthropoiden Unterkiefer einer mechanischen Analyse. Er unterschied erstmalig ein Hauptspannungssystem, das den ganzen Unterkiefer durchzieht und vom Wechsel der Angrifsspunkte unbeeinflußt bleibt, von den weniger wichtigen lokalen Spannungssystemen in unmittelbarer Umgebung der Angriffspunkte. Während Walkhoff (1902) das „Trajectorium bifidum" als einheitliches Drucktrajektorium auffaßte, deutete Levin (1913) das obere Trajectorium dentale als Zugtrajektorium, das untere Trajectorium basale als Drucktrajektorium. Er bezeichnete dieses Haupttrajektorium als „Trajectorium magnum" und unterteilte es in einen „Pars superior" und „Pars inferior trajectorii magni". Den Begriff „Trajectorium dentale" reservierte er für die den Proc. alveolaris bis zum Angulus internus durchziehenden Spongiosazüge, welche ein lokales Spannungssystem darstellen.

Die beiden von Walkhoff (1902) aufgeführten Trajektorien basale und posticum wurden von Levin (1913) zusammengefaßt und als „Pars inferior trajectorii magni" bezeichnet. Lediglich den am hinteren Rande des Kieferastes verlaufenden und stellenweise zur Compacta verdichteten Strang nannte er „Trajectorium

posticum". Dieses stelle ein Drucktrajektorium dar, das dem Rückstoß zwischen
der Ansatzstelle der großen Kaumuskeln und dem Gelenk zu widerstehen habe.
Das Walkhoffsche „Trajectorium marginale" zählt Levin (1913) zur Pars inferior
des Haupttrajektoriums. Das „Trajectorium praeceps" soll nur lokale Bedeutung
haben und eine Zerreißung der vertikalen Wirkungsbahn des M. temporalis verhindern. Das „Trajectorium transversum", das nicht bei allen Kiefern deutlich
in Erscheinung tritt, diene der Verstrebung gegen die horizontale Komponente
des M. temporalis. Knochenstrukturen, die analog dem „Trajectorium radiatum"
und dem „Trajectorium copulans" verlaufen, wurden von Levin (1913) nicht
angegeben. Die horizontalen Systeme des Alveolarfortsatzes stellen nach Levin
(1913) ein reines Zugsystem dar, während die vertikalen Spongiosaelemente als
Drucksystem den Beginn der Pars inferior trajectorii magni repräsentieren. Der
Canalis mandibularis findet seine Begründung nicht in mechanischer sondern in
physiologischer Notwendigkeit.

Die Mitteilungen Davidas (1915) sind das Ergebnis sorgfältiger Studien an
macerierten Knochenschliffen.

Bemerkenswert ist, daß er die Spongiosaelemente des Kieferkörpers ausschließlich dem Balkensystem des Proc. coronoideus zuteilt. Die anterioren Bälkchen dieses Systems nehmen ihren Ursprung im Bereich des Kinnvorsprungs,
die mittleren an der Basis mandibulae und dem unteren Rand des Kieferwinkels,
die posterioren vom dorsalen Rand des Kieferastes und von der Basis des Gelenkfortsatzes. Dieses System kreuzt sich unter der Basis des Proc. coronoideus mit
dem vom Proc. condyloideus kommenden „Trajektorienzug". Letzterer besteht
aus einem hinteren Bündel und greift nicht über das Gebiet des Kieferastes
hinaus. Demgemäß fehlt in der Darstellung Davidas (1915) das Walkhoffsche
„Trajectorium basale". Das „Trajectorium posticum" ist nur in halber Höhe
unterbrochen vorhanden. Vom „Trajectorium marginale" begegnen wir nur dem
posterioren, dem Kieferwinkel angehörenden Teil, dessen Kreuzung mit dem
„Trajectorium posticum" jedoch auch hier ersichtlich ist.

Untersuchungen am Unterkiefer von Cebus macrocephalus ließen Winkler
(1921) zu der Ansicht gelangen, daß die durch Radiographie entdeckten
„Trajektorien" Walkhoffs (1902) durch die Haversschen Lamellensysteme der
Compacta bedingt seien. Insbesondere konnte Winkler zeigen, daß diese „Trajektorien" tatsächlich so verlaufen, wie es seine theoretischen Erwägungen über die
Statik des Unterkiefers als Träger auf zwei Stützen erwarten lassen. Ein Vorhandensein „insubstantiierter Spannungstrajektorien", übereinstimmend mit
denen der graphischen Statik, konnte aber auch von ihm nicht nachgewiesen
werden. Im Jahre 1922 gelang ihm erstmals eine umfassende Funktions-
analyse des menschlichen Kieferapparates. Bedeutend sind auch die Ausführungen Winklers (1923) über das Wachstum und die Formbildung des menschlichen Unterkiefers, speziell über die funktionelle Gestaltung des Astwinkels.
Demnach erscheint beim Erwachsenen ein kleiner Kieferwinkel äußerst zweckmäßig, da die Resultante der Schließmuskeln nahezu vertikal verläuft, bei
Berücksichtigung des M. pterygoideus ext. sogar leicht nach vorne geneigt. Ist
letzteres nicht der Fall, so komme es zu einer exzentrischen Druckbeanspruchung im Gelenk und damit zu einer zusätzlichen Biegebeanspruchung.
Der Winkel müsse um so kleiner sein, je mehr der M. pterygoideus ext. in

Funktion tritt, wie das bei Mahlbewegungen der Fall ist. Beim Neugeborenen zeigt die Muskelresultante als Vorbedingung für den Saugakt einen flachen nach hinten gerichteten Verlauf. Dementsprechend könne der stumpfe Winkel beim Kleinkind als vorteilhaft bezeichnet werden.

Weigele (1921) versuchte ebenfalls den Bau des Unterkiefers aus den Gesetzen der Mechanik zu erklären. Gemäß der starken Beanspruchung des Unterkieferkörpers auf Biegung und Torsion stellen die Unterkieferquerschnitte eine Mittelform zwischen dem T-Profil und der Kreisscheibe dar, Formen, die für die gesamten Beanspruchungsarten am widerstandsfähigsten erscheinen.

Quantitative Untersuchungen der Verteilung der Hartsubstanzen im Knochen verschieden bezahnter Unterkiefer ließen Franke (1922) zu dem Ergebnis kommen, daß der statische Wert der Compacta oder Spongiosa in direktem Verhältnis zu ihrer Dichte, diese jedoch in direktem Verhältnis zur Größe der funktionellen Beanspruchung steht.

Bartels (1922) bestätigte die Gesetze der funktionellen Anpassung am Unterkiefer. Mit der funktionellen Inanspruchnahme wird das ursprünglich horizontal oder unregelmäßig angeordnete Balkenwerk gemäß den Druck- und Zugbeanspruchungen regelmäßig geordnet.

Ebenso wies Köllner (1923) auf die hochgradige Anpassung von Struktur und Gestalt des Kieferapparates an die Funktion hin. Die Strukturen könnten aber keineswegs als „insubstantiierte Trajektorien" im Sinne Triepels (1922) aufgefaßt werden. Das Vorhandensein einer verdichteten Spongiosa sei keineswegs ein Beweis für die Existenz einer trajektoriellen Struktur. Vor allem müsse die Spongiosa als dreidimensionales Gebilde gewürdigt und die rechtwinklige Kreuzung der Elemente als Vorbedingung für eine trajektorielle Struktur akzeptiert werden.

Benninghoff (1925, 1927, 1930, 1931) ging bei seinen Untersuchungen der Compactastruktur von der Anschauung H. v. Meyers (1863) aus, daß die Substantia compacta funktionell einer zusammengedrängten Spongiosa entspreche. Seine Spaltlinien sollten die Richtung der Druck- und Zugfestigkeit der oberflächlichen Bauelemente veranschaulichen und die Verlaufsrichtung der Spongiosazüge zu geschlossenen Systemen von Spannungslinien ergänzen. Im wesentlichen fallen sie mit der Streichrichtung der Osteone zusammen und geben somit deren Verlauf wieder. Die Spaltlinien am Unterkiefer weisen in der Seitenansicht hauptsächlich eine von links nach rechts verlaufende Querverspannung auf. Sie ziehen von den Alveolen zunächst senkrecht nach unten, um sich allmählich im Bogen dem querverlaufenden Hauptsystem anzuschließen. Der Kieferast zeigt, abgesehen von einigen Linien, die strahlenförmig vom Condylus zum Proc. coronoideus, zum Oberrand des Kieferkörpers und zum Angulus externus laufen, im wesentlichen randparallele Züge.

Rummel (1926) untersuchte im Tierexperiment den Einfluß der Kaumuskelausschaltung auf Form und Struktur des Unterkiefers. Ähnliche Inaktivierungsexperimente hatten bereits Landsberger (1911), Baker (1912) und Winkler (1923) unternommen. Die Ergebnisse sämtlicher Experimente zeigen deutlich ein Zurückbleiben des Wachstums oder sogar eine Reduktion der Knochensubstanz und eine Vergröberung der Knochenstruktur.

Bluntschli (1926) führte den Begriff „Basalbogen" ein, eine durchgängige, in jedem Alter vorhandene Grundkonstruktion, die im wesentlichen dem „Trajectorium basale" Walkhoffs (1902) entspricht. — Monheimer (1928) erkannte in seinen anthropologischen Untersuchungen, daß analog der Funktionszunahme der innere Bau des Affenunterkiefers sich allmählich von den niederen Affen zu den Anthropoiden hin verstärkt. Von den paläolithischen bis hin zu den rezenten Menschen, stellte er eine zunehmende Abschwächung der inneren Struktur des Ramus und Corpus mandibulae fest. — Gallois, Lafond und Japiot (1928) entwarfen ein Trajektorienschema des Unterkiefers, das die Walkhoffschen Trajektorien nur etwas modifiziert wiedergibt. Gaman (1929) beschrieb „trajektorielle" Strukturen die von jeder Zahnwurzelspitze aus bogenförmig nach caudodorsal verlaufen. Dieses System, das unter dem Einfluß funktioneller Beanspruchung entstehen soll und den Kaudruck auf den Unterkieferkörper ableitet, nannte er „Trajectorium basale alveoli". Es ist bei Zähnen, deren Antagonisten fehlen, schwach oder gar nicht ausgebildet.

Nach Katz (1931) stellt der Unterkiefer in der Sagittalen zwei auf zwei Punkten gestützte, gewölbeartige Balken dar, deren Konvexität nach caudal, also in Richtung der einwirkenden Kraft zeigt. Diese verschieden stark ausgeprägte Konvexität ist Folge der funktionellen Anpassung. Die Krümmung des Balkens im Eckzahnbereich und die häufig einseitige Beanspruchung im Seitenzahnbereich haben ein großes Biegemoment des vorderen Kieferabschnittes zur Folge. Durch Zunahme der Knochensubstanz und Vergrößerung der Höhe des Kieferquerschnittes vom retromolaren Gebiet aus in Richtung der frontalen Zähne ist eine entsprechende Festigung gewährleistet. (Mit Zunahme der Schnitthöhe steigt der Widerstand proportional dem Quadrat der Vergrößerung). Die retromolare, gefährdete Sektion ist quantitativ und qualitativ schwächer bebaut als die weiter ventral gelegenen Abschnitte.

Im Gebiet der Molaren ist entsprechend der funktionellen Beanspruchung die vestibuläre kompakte Lamelle fast doppelt so dick wie die orale; im Bereich der Prämolaren sind beide ungefähr gleich groß, und im Frontzahnbereich ist eine Verdickung der oralen und ein Dünnerwerden der vestibulären Lamelle zu verzeichnen.

An Schliffen in drei zueinander senkrechten Ebenen versuchte Katz (1931) den räumlichen Aufbau der Spongiosaelemente zu erforschen. Die quantitativen Unterschiede dieser Elemente stützen seine Annahme, daß die Spongiosa aus „Balken von gleichmäßigem Widerstand" aufgebaut sei. Die Spongiosa des aufsteigenden Astes besteht aus Lamellensystemen, die sich vom bucco-ventralen Rand des Proc. coronoideus nach dorso-caudal zur oralen Oberfläche erstrecken.

Das von Walkhoff (1902) beschriebene „Trajectorium radiatum" stellt nach Katz (1931) kein Balkensystem, sondern lediglich eine Reihe von Commissuren dar, die der Verbindung der oben genannten Lamellensysteme dienen. Die Existenz des „Trajectorium dentale, basilare und marginale" wurde bezweifelt. Auf Röntgenaufnahmen wurden sie von Katz (1931) auf folgende Weise erklärt: Das „Trajectorium dentale" stellt die die einzelnen Alveolen verbindenden Spongiosabälkchen, die „Trajectorien basilare und marginale" die schrägen und parietalen Bälkchen dar, die eine mehr oder minder horizontale Lage haben, weshalb sie im Röntgenbild in Form einer Längsstreifung erscheinen. Die Spongiosaelemente des Condylus bestehen aus einem System von Lamellen, die stellenweise untereinander verlötet sind und von dorso-cranial nach caudo-ventral verlaufen. Die Alveolenwandungen entsprechen der Form eines kegelartig abgestützten Kelches, in dem die Spongiosaelemente in Höhe des Zahnhalses eine horizontale, apikalwärts mehr eine von oben nach unten gerichtete Verlaufsrichtung einnehmen. Im Alveolarfortsatz erkennt man Elemente, die von der oralen zur vestibulären Kieferwandung verlaufen, solche, die die einzelnen Alveolen verbinden und andere, die zur Alveolenwandung radiär angeordnet sind.

In seinen Untersuchungen der Compactastruktur des menschlichen Unterkiefers in verschiedenen Alterszuständen wendet Dowgjallo (1931) ebenfalls die Spaltlinienmethode an. Er bestätigt größtenteils die von Benninghoff (1925) beschriebenen Spannungslinien und unterteilt sie in Systeme des Proc. condyloideus, des Proc. coronoideus und des Corpus mandibulae. Die starke Reduktion des Coronoidalsystems und die Vereinfachung der übrigen Systeme am senilen, zahnlosen Unterkiefer führt Dowgjallo (1932) auf Veränderung der Funktionsbedingungen zurück.

Zeiger (1932) wies nach, daß der oberflächliche Osteonenverlauf des Unterkieferknochens sich größtenteils mit dem Spaltlinienverlauf deckt. An histologischen Schnitten fand er jedoch, daß der Unterkiefer weitgehend vom Typ des Osteonknochens abweicht. Auffallend ist die geringe Anzahl der zudem exzentrisch gebauten Osteone und das deutliche Überwiegen der interstitiellen Systeme. Die Ursache dieser Erscheinungen sah Zeiger (1932) in dem ständigen und mitunter plötzlichen Wechsel der Spannungsverhältnisse, denen der Unterkiefer in seinen Anpassungsvorgängen zeitlich nicht folgen könne.

In seinen Studien über die Bedeutung der Funktion für die Gestaltung der Kiefer bestätigte Schmitz (1933) die Ergebnisse Winklers (1926) und Bluntschlis (1929).

Seipel (1934—1948) bediente sich beim Studium der Compactastruktur teils der Spaltlinienmethode, teils nahm er eine schichtenweise Auffaserung des entkalkten Unterkiefers vor, um auch die Innenarchitektur der Compacta zu untersuchen. Er bestätigte größtenteils die bereits von Benninghoff (1925) und Dowgjallo (1932) beschriebenen Osteonverläufe und erkannte deren konstantes Verhalten auch in tiefen Compactaschichten. Längere Strecken durchlaufende Osteone seien jedoch nur selten anzutreffen, was auf die ständigen Umbauprozesse zurückzuführen sei. Bei der Untersuchung verschiedener Unterkiefer seien lediglich quantitative Unterschiede der Knochenbauelemente feststellbar, die Struktur bleibe dieselbe und folge im großen und ganzen dem Grundbogen. Das obere „Trajektoriensystem" stelle die Zug-, das untere die Drucktrajektorien dar. Die Existenz des von Walkhoff (1902) und Levin (1913) beschriebenen „Trajectorium transversum" wurde von Seipel (1948) bezweifelt. Diese Erscheinung wurde auf die Tuberositäten des Angulusgebietes zurückgeführt. Eben diese seien auch die Ursache für bogenförmige, zurücklaufende Spaltlinienschlingen und nahtförmige Verkittungen der Osteone im Angulusgebiet.

Außer in den Gelenk- und Alveolarfortsätzen verliefen Compacta- und Spongiosazüge in der Sagittalebene parallel. Die Spongiosa des Alveolarfortsatzes sei zufolge der mannigfaltigen Verlaufsrichtung unmöglich in ein einfaches Schema zu bringen. Die von Levin (1913) beschriebenen aufsteigenden Drucktrajektorien der Zähne seien weder in der Compacta noch in der Spongiosa aufzufinden.

Als sehr aufschlußreich für die Erklärung von Gewebsbildung und Gewebsveränderung im Kausystem erweist sich die funktionelle Betrachtungsweise Häupels (1938, 1943, 1959). Nach seiner Auffassung sind die durch andauernde Spannungseinwirkungen verursachten molekularen Erschütterungen des Keimgewebes und nicht die Spannungseinwirkungen selbst die spezifisch—mechanischen, funktionellen Reizeinwirkungen, die die Entstehung der Osteoblasten und deren Tätigkeit verursachen. Es komme zur Ausbildung eines Knochengewebes, das eine den Einwirkungen angepaßte, funktionelle Struktur aufweise. Dieser Anpassungsprozeß werde erst dann abgeschlossen, wenn ein ausgeglichenes Verhältnis zwischen Knochenstruktur und seiner Beanspruchung erreicht sei. Bei Änderung der funktionellen Einwirkungen würden im Knochengewebe Umbau und Transformation ausgelöst. Voraussetzung aber sei, daß die geänderten funktionellen Reizeinwirkungen in einem solchen Ausmaß gesteigert würden, daß sie Knochenanbau, Gewebsbildung und Zirkulationsveränderungen auszulösen vermögen, in deren Gefolge auch Osteoblasten entstehen und ihre Tätigkeit ausüben. Die Funktion beeinflusse somit den Knochenan- und -abbau und ihre zweckdienliche, räumliche Verteilung.

An Unterkiefern mit verschiedener Bißart, Bißhöhe und Kaumechanismen konnte Molnar (1939) zeigen, daß die Trajektoriensysteme keineswegs als schematische Gefüge aufgefaßt werden können, sondern morphologisch, funktionell und konstitutionell bedingte Unterschiede aufweisen.

M. L. Conrad (1948) beschrieb die funktionelle Bedeutung der an Sägeschnitten ermittelten Spongiosastrukturen des Unterkiefers. Die starke Beanspruchung der Molarengegend werde einerseits durch die Linea obliqua und Linea mylohyoidea, andererseits durch die nach caudal konvexe Wölbung des Unterkieferkörpers kompensiert. Die Biegungsfestigkeit des Corpus werde durch dessen hohen Querschnitt gewährleistet.

Bemerkenswert sind die Untersuchungen von Dempster und Enlow (1959) über den Verlauf der Blutgefäßkanäle in der Compacta des Unterkiefers. Nach Anfüllung der Haversschen Kanäle mit Indischer Tusche gelang es ihnen, 11 Systeme von Osteonzügen zu beschreiben, die im Verlauf weitgehende Ähnlichkeit mit dem der Spaltliniensysteme zeigen.

Nach Bergemann (1929), Schuricht (1952), Witt (1961) besteht ein direktes Verhältnis zwischen dem Formwandel des menschlichen Unterkiefers, speziell des Astwinkels, und dem Funktionswandel des Kauorgans. In der Phylogenese erfährt der Astwinkel eine ständige Zunahme, während er sich in der Ontogenese, abgesehen vom Senium umgekehrt verhält. Das Verhältnis der Stärke der beiden Masseterabschnitte (Pars obliqua und Pars verticalis) sei für die Morphologie des Kieferwinkels entscheidend. Je stärker die Pars verticalis ausgebildet ist, die am horizontalen Ast inseriert, desto kleiner sei der Kieferwinkel.

Motsch (1966) gelang es, an Hand von spannungsoptischen Experimenten die herkömmliche Auffassung vom statischen Aufbau des Unterkiefers zu überprüfen und neu zu formulieren. Nach ihm stellt der Unterkiefer während der Kautätigkeit einen Körper gleicher Festigkeit dar. Der Alveolar- und Gelenkfortsatz besitzen als einziger Teil des Unterkiefers eine trajektorielle, funktionelle

Struktur, während der Unterkieferkörper lediglich im erweiterten Sinne eine funktionelle Gestalt aufweise. Die gesamte statische Funktion werde von der Compacta übernommen. Die am horizontalen und aufsteigenden Ast, am Kinn, am Kieferwinkel und am Muskelfortsatz gefundenen Spongiosa- und Compactastrukturen dürften nicht als Trajektorien, sondern lediglich als Verstärkungspfeiler bezeichnet werden.

Material und Methoden

Untersucht wurden 16 Unterkiefer und entsprechend der Abb. 1 vermessen. 10 bereits macerierte Unterkiefer entstammen der Sammlung, die restlichen 6 dem Präparationsgut des Anatomischen Institutes der Universität zu Köln. Während die macerierten Unterkiefer nicht näher gekennzeichnet waren, lagen bei den letztgenannten genaue Angaben über Alter und Geschlecht vor. Von diesen Präparaten wurden, nach Trennung in der Medianebene und nach Maceration Sägeschnitte in allen 3 Dimensionen angefertigt. Die röntgenologische Darstellung aller Unterkiefer in rechter und linker Seitenaufnahme wurde densitometrisch ausgewertet. In der durchlaufenden Numerierung sind die rechten Unterkieferhälften mit geraden Zahlen, die linken mit ungeraden Zahlen gekennzeichnet.

Da die angewandten Untersuchungsmethoden bereits in früheren Veröffentlichungen (Knief, 1966; Kummer, 1956, 1959, 1960) ausführlich beschrieben und diskutiert wurden, soll an dieser Stelle nur kurz auf einige für das Verständnis wichtige Punkte hingewiesen werden.

A. Bestimmung der Materialverteilung

Die densitometrische Auswertung der Röntgenbilder. Bekanntlich beruht der Schwärzungsgrad eines Röntgenfilmes in erster Linie auf der unterschiedlichen Absorptionsfähigkeit des durchstrahlten Körpers. Der Absorptionsunterschied ist wiederum abhängig von der Dichte und Menge des durchdrungenen Materials. Nach den Dichtebestimmungen von Rowland (1959), Virtama (1960), Williams, Samson (1960), Williams, Mason (1962) ist jedoch die Dichte der Hartsubstanzen des Knochens als weitgehend konstant zu betrachten. Folglich ist die unterschiedliche Schwärzung eines Röntgenfilmes in erster Linie auf die unterschiedliche Materialmenge des durchstrahlten Knochenpräparates zurückzuführen. Die relative Knochenmaterialverteilung kann durch densitometrische Ausmessung von Röntgenbildern bestimmt werden.

In dem angewandten Verfahren wird der Helligkeitsverlust eines Lichtstrahles, der beim Durchdringen des Röntgenbildes je nach Schwärzungsgrad des Filmes verschieden ist, in einer Kurve aufgezeichnet. Der Aufbau und die Arbeitsweise des benutzten Gerätes (Chromoscan T319 der Firma Joyce, Loebl & Co. Ltd.) wurde bereits von Knief (1966) ausführlich beschrieben. Da die einzelnen Röntgenbilder eine verschiedene Grundschwärzung aufweisen und somit die Höhenausschläge der Kurven variieren, ist eine direkte Vergleichsmöglichkeit ausgeschlossen. Aus diesem Grunde wurden Testkörper (eine Aluminiumtreppe mit genau definierter Stufenhöhe) zusammen mit dem Knochenpräparat geröntgt und densitometriert. Die Kurven verschiedener Aufnahmen lassen sich über die zugehörigen Testkörperkurven umrechnen und standardisieren. Da der Filmträger des Densitometers nur eine Breite von 22 mm aufweist, war es erforderlich, nach Festlegung der Meßstrecken den Film in schmale Streifen zu schneiden. Entsprechend der Abb. 2 wurden auf allen Röntgenbildern 7 Meßstrecken, A—G, festgelegt und mit dem Densitometer in caudocranialer Richtung abgetastet. Die Blendenöffnung für den Meßstrahl hatte einen Durchmesser von 5 mm.

B. Qualitative Spannungsanalyse (Bestimmungen der Spannungsverläufe)

1. Theoretische Grundlagen der Spannungsoptik. Mit Hilfe der Spannungsoptik werden in zunehmendem Maße Probleme der funktionellen Anatomie und Biomechanik untersucht und gelöst (Pauwels, 1948; Kummer, 1956; Schlüter, 1958; Graziati, 1961; Amat, 1962; Herold, 1964; Otani, 1964; Maquet, 1966; Knief, 1966). Zusammenfassende Darstellungen,

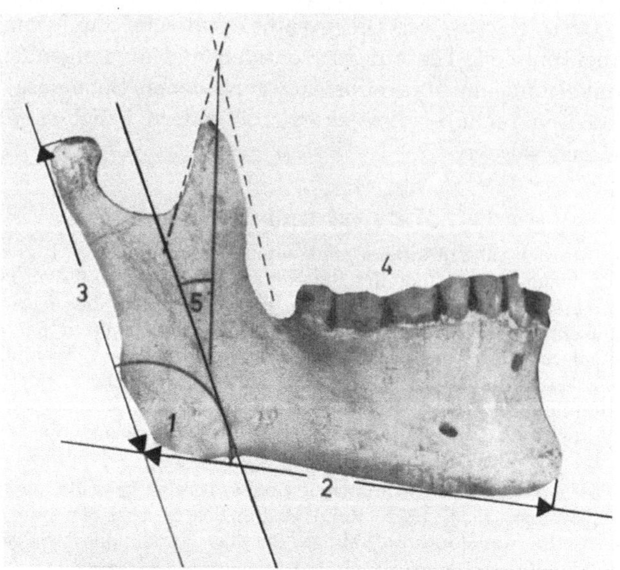

1 = äußerer Kieferwinkel,
2 = Länge des Unterkiefers,
3 = Höhe des aufsteigenden Astes,
4 = Bezahnung   (I=Molaren, II=Praemolaren, III=Caninus und Incisivi)
5 = Winkel zwischen der Achse des Muskelfortsatzes und der Tangente
    an den aufsteigenden Ast

Lfd. Nr.	1	2	3	4			5	Alter	Geschlecht
				I	II	III			
1	109°	9,2	7,8	1	2	3	30°	38 J–	männlich
2	110°	9,4	7,6	1	1	3	32°	38 J.	männlich
3	120°	8,8	6,7	3	2	3	32°	27 J–	männlich
4	119°	8,9	6,9	2	2	3	36°	27 J.	männlich
5	118°	7,9	5,4	2	2	3	29°	41 J.	weiblich
6	118°	7,6	5,3	1	1	3	29°	41 J.	weiblich
7	122°	8,9	6,7	1	0	2	34°	60 J.	männlich
8	123°	9,0	6,8	0	1	3	31°	60 J.	männlich
9	120°	8,9	6,7	0	0	0	36°	72 J.	männlich
10	122°	9,1	6,9	0	0	0	38°	72 J.	männlich
11	140°	7,9	5,2	1	2	3	38°	42 J.	weiblich
12	139°	8,1	5,2	1	2	3	39°	42 J.	weiblich
13	125°	8,9	6,7	1	0	1	40°	–	–
14	123°	8,6	6,5	0	1	1	39°	–	–
15	120°	9,6	6,8	0	2	3	32°	–	–
16	121°	9,3	6,7	0	2	3	35°	–	–
17	117°	8,9	6,6	2	2	3	30°	–	–
18	118°	8,9	6,4	1	2	3	29°	–	–
19	128°	7,8	5,6	1	2	2	29°	–	–
20	130°	8,0	5,7	1	2	3	28°	–	–
21	139°	7,9	5,2	0	0	0	45°	–	–
22	137°	8,1	5,2	0	0	1	42°	–	–
23	121°	8,7	6,5	1	0	3	37°	–	–
24	123°	8,9	6,7	0	2	2	39°	–	–
25	135°	7,9	5,4	0	0	1	36°	–	–
26	137°	8,2	5,4	0	2	0	34°	–	–
27	116°	8,8	6,6	0	1	2	37°	–	–
28	119°	8,9	6,8	1	1	3	38°	–	–
29	109°	9,1	7,6	0	0	0	30°	–	–
30	112°	8,9	7,5	0	0	0	29°	–	–
31	138°	8,1	6,1	0	0	0	36°	–	–
32	135°	8,4	6,1	0	0	0	36°	–	–

Abb. 1. Kenngrößen der untersuchten Unterkieferhälften

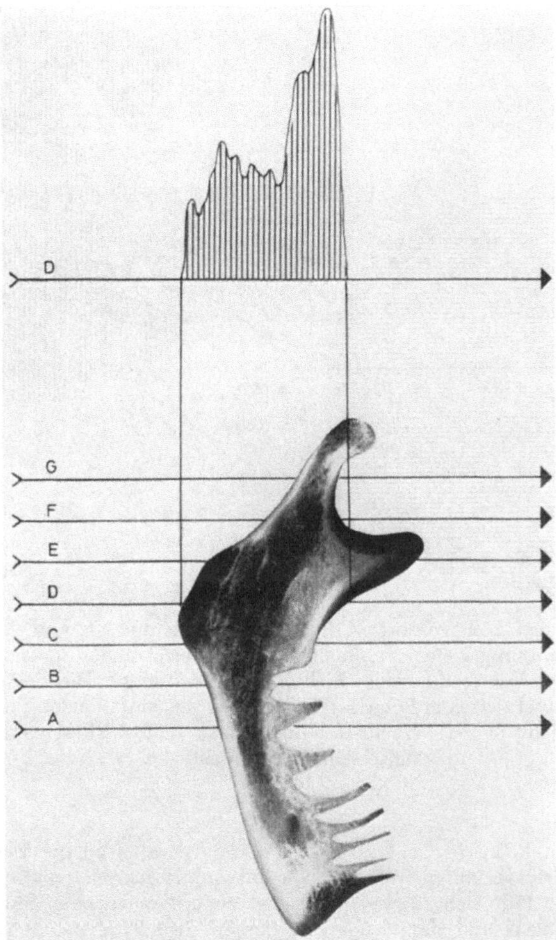

Abb. 2. Röntgenbild der Unterkieferhälfte Nr. 3 mit eingezeichneten Meßstrecken A—G.
Für Meßstrecke D ist die Dichtekurve abgebildet

die sich auf die von Föppl und Mönch (1950) ausgearbeiteten physikalischen Grundlagen
beziehen, finden sich bei Kummer (1959), Herold (1964), und Knief (1966). Hier soll auf die
Ausführungen der letztgenannten Autoren verwiesen und nur auf die wichtigsten Punkte
eingegangen werden.

Tritt ein vom Polarisator linear polarisierter Lichtstrahl durch ein unter mechanischer
Beanspruchung stehendes, ebenes Plexiglasmodell, so wird dieser in 2 Komponenten zerlegt
(Abb. 3). Beide Komponenten schwingen mit verschiedener Geschwindigkeit in Richtung der
beiden Achsen der Spannungsellipsen, die die Richtung und Größe der größten und kleinsten
Normalspannung angeben. Ist der Winkel zwischen Polarisationsrichtung des eingefallenen
Lichtes und der Normalspannungsrichtung gleich 0° bzw. 90°, so wird der Lichtvektor
nicht in seine Komponenten zerlegt. Er kann den zur Sichtbarmachung der Normalspannungsrichtung dienenden Analysator nicht passieren. Diese Auslöschung, die unabhängig
von der Wellenlänge stattfindet, verursacht im Modell sichtbare, dunkle, mehr oder weniger
scharf begrenzte Bänder, die Isoklinen genannt werden. Sie stellen die Gesamtheit aller
der Orte des Modells dar, an denen die Hauptachsen der durch die Belastung bedingten

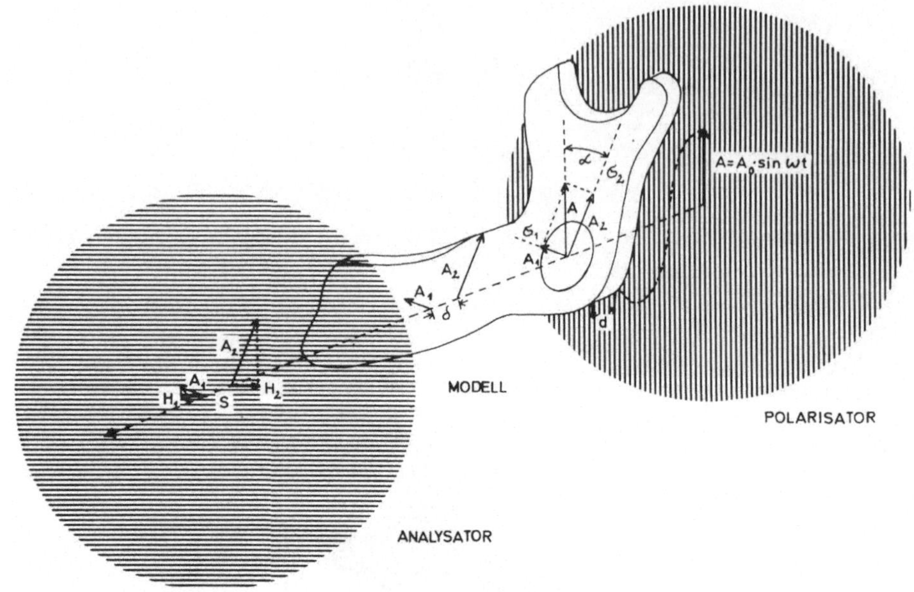

Abb. 3. Zerlegung des Lichtvektors A in die Komponenten A_1 und A_2 beim Durchgang durch ein unter Spannung stehendes, homogenes Vergleichsmodell (geändert nach Kummer, 1959). A_0 Amplitude; $w \cdot t$ Frequenz des Lichtes einer bestimmten Wellenlänge; σ_1, σ_2 Normalspannungen; α Winkel zwischen Polarisationsrichtung des einfallenden Lichtstrahles und der Normalspannungsrichtung; H_1, H_2 austretende Lichtwellen; δ Phasenverschiebung; s Gangunterschied; d Modelldicke

Verformungsellipsen kleinster Teilchen des Materials parallel zu der Schwingungsrichtung der Polarisationsfolien verlaufen. Werden die rechtwinklig gekreuzten Polarisationsfolien von 0°—80° gedreht, so läßt sich für jeden Ort des zu untersuchenden Modells die Richtung der Normalspannungen und damit der für die jeweilige Winkelstellung charakteristische Isoklinenverlauf feststellen.

2. *Der Begriff "Trajectorium"*. Nicht immer sind die Begriffe Trajectorium und trajektorielles System in gleichbleibendem Sinne angewandt worden. Auf Grund mangelhafter Definition dieser Ausdrücke ist selbst von namhaften Autoren in der Biomechanik viel Verwirrung gestiftet worden. Es ist nicht zu billigen, wenn, wie es oft geschehen ist, irgendwelche, noch nicht genau analysierten, regelmäßigen Spongiosastrukturen im Röntgenbild als Trajektoriensystem gedeutet werden.

In der Mathematik versteht man unter Trajektorien Liniensysteme, die sich überall unter gleichem Winkel schneiden (W. Roux, 1912), in der graphischen Statik Linienzüge, die an jeder Stelle des belasteten Körpers die Richtungen der Spannungen angeben (Culmann, 1866).

Bei Druckbelastung wird ein elastischer Körper in der Druckrichtung komprimiert, in allen dazu senkrechten Richtungen gedehnt. Auf die Oberfläche des Körpers aufgezeichnete Kreise verformen sich dabei zu Ellipsen, wobei die kurzen Achsen dieser Verformungsellipsen die Druckrichtung, die langen Achsen die Richtung der größten Dehnung angeben. Linienscharen, die alle kurzen bzw. alle langen Achsen verbinden, nennt man Verformungstrajektorien. Die Kompressionstrajektorien kreuzen die Dehnungstrajektorien zwangsläufig überall unter rechtem Winkel. Besteht der belastete Körper sowohl aus druck- als auch aus zugfestem Material oder aus einem der beiden, so wird der Tendenz zur Verformung von seiten des Materials ein Widerstand entgegengesetzt; der Körper steht unter Spannung. Die Richtung der Hauptspannungen kann wiederum durch ein geschlossenes Liniensystem dargestellt werden. Die Linienzüge, die sich überall rechtwinkelig schneiden, werden in der Statik Spannungstrajektorien genannt. Je nach der Spannungsqualität unterscheidet man Druck-, Zug- und Schubspannungstrajektorien. Zur bestmöglichen Sicherung des Körpers gegen Belastung können in der Kompressionsrichtung druckfeste Stützen, in der Richtung der größten Dehnung zugfeste Verspannungen eingebaut werden. Die Verbindung dieser Widerstandselemente ergibt ein System, das parallel zu den Druck- und Zugspannungstrajektorien verläuft. Bei konstanter Richtung und Lage der einwirkenden Kräfte garantiert diese Konstruktion eine absolute Biegungsfreiheit. Besteht der Körper nur aus zugfestem oder nur aus druckfestem Material, so werden lediglich in Richtung der Dehnungstrajektorien bzw. der Kompressionstrajektorien Spannungen auftreten.

3. Das photographische Verfahren zur spannungsoptischen Ermittlung der Spannungstrajektorien. Sollen in einem Körper die Spannungsrichtungen ermittelt werden, so kann nach der Standardmethode ein spannungsoptischer Modellversuch durchgeführt werden, der ein Trajektorienbild liefert. Das von Kummer (1956) erstmals angewandte photographische Verfahren zur Ermittlung der Spannungstrajektorien umgeht die zeitraubende Arbeit und die Gefahr der subjektiven Deutung der bis dahin praktizierten zeichnerischen Methode (Föppl und Mönch, 1950; Pauwels, 1965). Neuerdings konnte dieses Verfahren weiter vereinfacht werden. Bei den durchgeführten Untersuchungen wurde eine spannungsoptische Apparatur verwandt, die im Prinzip der bereits von Föppl und Mönch (1950) gebauten entspricht. In Abwandlung der von Kummer beschriebenen Methode (1956, 1959) wurden die beiden Polarisationsfolien nicht drehbar gelagert, sondern in zwei parallel zueinanderstehenden Rahmen fixiert. Zwischen diese wurde das Plexiglasmodell, das in seiner Belastungsvorrichtung um eine Achse senkrecht zu den Folien drehbar ist, in den Strahlengang des polarisierten Lichtes gebracht. Ebene Modelle müssen zu den beiden Polarisationsfiltern parallel stehen. Zwischen Analysator und Modell wurde in kleinstmöglichem Abstand zum Letztgenannten ein in einem Rahmen ausgespanntes orthogonales Rasternetz aufgestellt. Dieses bestand aus „Gardisette" Gardinenstoff (gezwirnte Nylonfäden) mit einer Rasterweite von 1,5 mm. Dadurch, daß das Modell von 0°—80° gegen die Vertikale in Intervallen von jeweils 10° gedreht wurde, erhielt man 9 Isoklinenbilder mit vorgelagertem Raster. Diese wurden mit einer Spiegelreflex-Kleinbildkamera photographiert, wobei die Scharfeinstellung sich jeweils auf das Raster bezog. Als Aufnahmematerial diente der Kleinbildfilm „ADOX KB 17" mit einer Empfindlichkeit von 17/10° DIN. Die Belichtungszeit betrug bei Blende 5,6 10 sec. Bei diesem Verfahren ist streng darauf zu achten, daß die Nullstellung der Schwingungsebene des polarisierten Lichtes und die vertikalen Fäden des Rasternetzes streng parallel zu den Seitenkanten der aufgenommenen Bilder verlaufen. Die so erhaltenen 9 Negativbilder wurden auf das gleiche Photopapier projiziert. Hierbei muß das Papier auf der Unterlage mit Tesafilm fixiert werden; charakteristische Stellen des projizierten Negativbildes sind auf dem Papier zu markieren. Die einzelnen Isoklinenbilder wurden vor der eigentlichen Belichtung bei vorgeschaltetem Rotfilter nach diesen Zeichen ausgerichtet. Bedingt durch die Feinheit des Rasternetzes treten bei der Projektion der einzelnen Isoklinenbilder Interferenzerscheinungen auf, die den Verlauf der Druck- und Zugspannungstrajektorien exakt erkennen lassen. Die Erstgenannten stehen bei Druckbelastung des Modells an der Druckeinleitungsstelle senkrecht auf der Modellkontur. Die Zugspannungstrajektorien verlaufen rechtwinklig zu ihnen. Entsprechendes gilt für Zugbelastungen des Modells. Der gegenseitige Abstand der Trajektorien ist allein durch die Rasterweite bestimmt und kann beim vergrößernden Kopieren der Negativbilder verändert werden. Er gibt also keinen Aufschluß über die wirklichen Trajektoriendichte im Testkörper, die entsprechend der Theorie überall unendlich groß ist.

4. Beanspruchung des Unterkiefers. Die Bewegungen des Unterkiefers gliedern sich in 4 Hauptkomponenten, die in der Regel in charakteristischer Kombination auftreten: in eine scharnierartige Hebung und Senkung um eine horizontale Achse, in eine Mahlbewegung, d.h. eine Drehung um eine vertikale Achse und in eine Protraktion und eine Retraktion entlang einer sagittalen Achse. Neben diesen Hauptbewegungen gibt es eine Vielzahl von Zwischenbewegungen. Diese Bewegungsabläufe bedingen eine Menge nicht faßbarer, komplexer Muskelkoordinationen, die während des Kauaktes eine ständig wechselnde Beanspruchung des Unterkiefers auslösen. Da die Kraftrichtung der einzelnen Kaumuskeln ausnahmslos schräg zu ihren Wirkungsebenen verlaufen, sind die Muskelresultanten während der Funktion einer dauernden Richtungsänderung unterworfen. Die für bestimmte Bewegungsrichtungen zu berechnenden Muskelkräfte sind folglich nicht allein aus den Muskelquerschnitten, sondern aus der entstehenden Winkelfunktion abzuleiten. Die hier benutzten Muskelresultanten beziehen sich nur auf eine Winkelstellung und zwar auf die Ruhestellung des Unterkiefers. Die physiologischen Querschnitte der einzelnen Kaumuskeln wurden von Schuhmacher (1961) nach zwei Methoden bestimmt. Die gewonnenen Werte dienten zur Berechnung der möglichen Kraftentfaltung der einzelnen Muskeln. Als abgerundete Werte gibt Schuhmacher (1961) an:

M. masseter 29 kp, M. temporalis 36 kp, M. pterygoideus med. 18 kp, M. pterygoideus lat. 17 kp. Die Aufgliederung der Gesamtmuskelkraft von 200 kp in die einzelnen Komponenten, die die verschiedenen Bewegungen und Beanspruchungen des Unterkiefers auslösen, kann aus Kräfteparallelogrammen ermittelt werden.

Der M. masseter, der am Jochbogen entspringt, bildet mit dem pterygoideus med., der in der Fossa pterygoidea seinen Ursprung hat, eine nach oben offene Muskelschlinge um den Angulus mandibulae. Beide Muskeln haben ungefähr die gleiche Wirkungsrichtung, die bei seitlicher Projektion mit der Alveolarebene einen Winkel von ca. 15° bildet (Schuhmacher, 1961). Bei frontaler Projektion weicht der M. masseter vom aufsteigenden Ast mit 10° nach medial ab (Schuhmacher, 1961). Die Adduktionskraft des M. masseter beträgt nach den Angaben von Schuhmacher (1961), 27,6 kp, die des M. pterygoideus med. 15,4 kp. Die Protraktionskraft des M. masseter wird mit 7,4 kp, die des M. pterygoideus med. mit 2,7 kp angegeben.

Der M. temporalis, dessen Hauptmasse fächerförmig in der retroorbitalen Vertiefung der Fossa temporalis gelegen ist, wird bei seitlicher Projektion durch drei funktionell unabhängige Komponenten charakterisiert. Die anterioren und posterioren Muskelfasern schließen nach Schuhmacher (1961) einen Winkel von 100° ein, wobei die posteriore Muskelportion parallel der Alveolarebene verläuft. Die Fasern im mittleren Bereich ziehen in vertikaler Richtung zum Unterkiefer und stehen mit einer Kraftentfaltung von 26 kp im Dienste der Adduktion. Die mit einer Kraft von 10 kp retraktorisch wirkende posteriore Komponente steht auf Grund der Hebelfunktion des Unterkiefers mit der gleichen Kraftentfaltung von 10 kp ebenso im Dienste der Adduktion (Schuhmacher, 1961). Die anteriore Muskelportion dient mit 2 kp der Protraktion des Unterkiefers.

Der M. pterygoideus lat. zerfällt in zwei Muskelportionen, die ihren fächerförmigen Ursprung von der facies lat. laminae lat. proc. pterygoidei bzw. vom Planum infraorbitale alae majoris ossis sphenoidalis nehmen. Das caput inferius inseriert in der Fovea pterygoidea mandibulae, die Fasern des Caput sup. finden ihren Ansatz teils an der Vorderseite des Condylus, teils an der Gelenkkapsel und am Discus articularis. Die Mittelachsen der beiden Muskelköpfe verlaufen zur Alveolarebene in einem Winkel von jeweils 20°. Die Protraktionskraft des M. pterygoideus lat. beträgt 13,2 kp (Schuhmacher, 1961). Da das am Discus inserierende Caput sup. durch das Tuberculum articulare ein Hypomochlion erhält, wird die auf Grund der Winkelstellung zu erwartende vorziehende Hebewirkung in eine senkende Protraktionsbewegung transformiert. Beide Muskelköpfe ziehen den Unterkiefer in einem Winkel von 20° zur Gleitebene nach vorn und abwärts (Schuhmacher, 1961).

5. Die Darstellung summierter Spannungsverläufe im Trajektorienbild. Um das multidirektionelle und sich ständig ändernde Spannungssystem des Unterkiefers während des Kauens zu analysieren, ist es erforderlich, diesen komplexen, dynamischen Ablauf in ein faßbares, statisches System zu überführen.

Geht man von der Vorstellung aus, daß der statische Bau des Unterkiefers qualitativ und quantitativ seiner stärksten mechanischen Beanspruchung, der er unter normalen Bedingungen zu widerstehen hat, angepaßt ist, so scheinen zunächst die Spannungsverläufe dieser extremen Beanspruchungsverhältnisse statisch interessant. Aus diesem Grunde wurden Kauphasen gewählt, in denen die Belastungspunkte am Unterkiefer im Frontzahn- und Molarenbereich und als Zwischenposition im Prämolarenbereich lagen. Diese Positionen wurden als unbeweglich angenommen. Zu diesen Kaufeldern wurden jeweils alle wichtig erscheinenden Muskelkräfte und deren Kombinationen so gewählt, daß sie in Richtung und relativer Kraftgröße den physiologischen Gegebenheiten gerecht blieben. Die Spannungsverläufe, die den einzelnen Kauphasen entsprechen, wurden spannungsoptisch im photographischen Verfahren ermittelt. Die Anzahl der so erzielten Trajektorienbilder kann entsprechend der vielfältigen Muskelkombinationsmöglichkeiten beliebig vergrößert werden. Werden sämtliche Trajektorienbilder auf das gleiche Papier projiziert, so erhält man durch Interferenzerscheinungen ein „Summationsbild", das allen Spannungsverläufen der vorher analysierten Kauphasen gerecht wird, also allen Beanspruchungen angepaßt ist.

Technisch wurden die photographischen „Summationsbilder" folgendermaßen erzielt: Die Trajektorienbilder der verschiedenen Kauphasen werden nach der bereits in Kap. 3 beschriebenen Methode ermittelt. Hierbei ist streng darauf zu achten, daß die Abstände zwischen Kamera und Raster und zwischen Raster und Modell bei allen Aufnahmen der Isoklinen konstant bleiben, da sonst die Modellkonturen in den Isoklinenbildern variieren und beim Projizieren nicht zur Deckung gebracht werden können. Sollen die Trajektorienbilder z.B. von 3 Belastungspositionen des Unterkiefers „summiert" werden, so ist es erforderlich, sämtliche Isoklinenbilder mit vorgelagertem Raster (in diesem Falle 27, wie in Kap. 3 beschrieben) auf das gleiche Photopapier zu projizieren.

6. Das Einfrierverfahren. Zur Durchführung spannungsoptischer Analysen räumlicher Modelle ist die Fixierung der Spannungszustände außerhalb der Belastungsvorrichtung erforderlich. In der Literatur ist bereits mehrfach auf die räumliche spannungsoptische Meßmethode durch das Erstarrungs- oder Einfrierverfahren hingewiesen worden (Föppl und Mönch, 1961; Titschack, 1966). Bei diesem Verfahren wird das unbelastete Modell im Wärmeschrank auf eine Temperatur gebracht, bei der eine Verformbarkeit des Werkstoffes eintritt. Anschließend wird das erweichte Modell nach physiologischen Gesichtspunkten belastet, dadurch leicht deformiert, und unter Belastung auf Raumtemperatur abgekühlt. Der durch die Deformierung hervorgerufene Spannungszustand ist nach Erstarrung des Modells fixiert und somit gewissermaßen „eingefroren". Um eine möglichst gleichmäßige Temperaturverteilung im Modell zu erzielen und somit Eigenspannungen zu vermeiden, ist während des Aufheizens und Abkühlens eine bestimmte Geschwindigkeit der Temperaturänderung über eine längere Zeit einzuhalten. Zur qualitativen Spannungsanalyse räumlicher Modelle haben sich als Werkstoffe Plexiglas der Firma Röhm und Haas und Optodont glasklar der Firma Bayer bewährt. Das Modell wurde mit 20° pro Stunde bis zur optimalen Arbeitstemperatur von 110° aufgeheizt. Bei größeren Modellen ist eine entsprechend längere Aufheizzeit zu wählen. Nach zweistündiger Konstanthaltung dieser Temperatur wurde das

Modell belastet und unter Belastung wieder um 20° pro Stunde abgekühlt. Das erstarrte, räumliche Modell wurde ohne Änderung des eingefrorenen Spannungszustandes in planparallele Platten zerschnitten, die nach der bereits in Kap. 3 beschriebenen Methode spannungsoptisch analysiert werden konnten.

7. Versuchsanordnung. Bei den vorliegenden Modellexperimenten wurden zur Darstellung der Isoklinen Plexiglas der Firma Röhm & Haas und Optodont glasklar der Fa. Bayer, verwandt. Zur Ermittlung der Isochromaten eignete sich VP 1527, ein Polyesterharz der Dynamit Nobel AG.

Um ebene Modelle maßstabgerecht anfertigen zu können, wurden die Konturen der zu untersuchenden Unterkiefer von Röntgenbildern, Knochenschliffen oder gezeichneten Vorlagen auf 10 mm dicke, planparallele Platten übertragen und mit der Laubsäge ausgeschnitten.

Die räumlichen Modelle der zu analysierenden Unterkieferhälften wurden teils mit spanabhebenden Instrumenten aus einer 5 mm dicken Plexiglasplatte geformt, teils nach dem Polymerisationsverfahren mit dem Kunststoff Optodont glasklar der Fa. Bayer gewonnen. Genaue Anleitung zur Bearbeitung von Plexiglas und VP 1527 finden sich bei Kummer (1959) und Herold (1964).

Es ist streng darauf zu achten, daß beim Bearbeiten der Modelle eine übermäßige Erwärmung oder ein Absplittern des Werkstoffes vermieden wird, da diese Faktoren störende Randspannungen verursachen. Ein gut bearbeitetes Modell sollte beim Durchleuchten mit polarisiertem Licht optisch rein sein. Um formgetreue, räumliche Modelle zu erhalten, wurden nach Ausblockung der Interdentalräume mit Wachs Gipsabdrücke von vollbezahnten, macerierten Unterkieferhälften genommen. Die Gipsformen wurden nach halbstündiger Wässerung mit Wachs ausgegossen und die erhärteten Wachsmodelle einküvettiert. Nach dem für Optodont angegebenen Polymerisationsverfahren erhält man Modelle aus glasklarem, optisch aktiven Kunststoff. Geringe Rand- oder Eigenspannungen, die trotz großer Vorsichtsmaßnahmen entstehen können und sich im polarisierten Licht durch Aufhellungen bemerkbar machen, wurden durch Ausheizen beseitigt. Hierzu sind die Modelle einige Stunden bei einer Temperatur, die über dem Erweichungspunkt liegt, zu tempern. Um während der Temperung ein Verbiegen der Modelle zu verhindern, müssen die ebenen Modelle auf leicht geölten Glasplatten, die räumlichen Modelle in offenen Gipsformen gelagert werden. Um ein geringes Wärmegefälle im Modell zu erreichen, und damit das Entstehen neuer Eigenspannungen zu vermeiden, hat das Anheizen und Abkühlen sehr langsam und kontinuierlich zu erfolgen.

Die Belastung der Modelle erfolgte in Vorrichtungen, deren Konstruktion im Prinzip der Abb. 4 entsprach. Durch das Anziehen von Gewindestäben konnten beliebig große Kräfte im Molaren-, Prämolaren- oder Frontzahnbereich aufgebracht werden. Die Muskelresultanten wurden durch 0,5 mm dicke Diamantstahldrähte verkörpert, deren Vorspannung durch kleine Seilspanner willkürlich eingestellt werden konnte. Spannschrauben, die mit den Stahldrähten in Verbindung standen, ermöglichten die Aktivierung der einzelnen Muskelzüge. Zudem konnte durch zwischengeschaltete Federwaagen die Einstellung der Muskelkraftrelationen, die den physiologischen Gegebenheiten entsprachen, erreicht werden.

Um eine gleichmäßige Druckeinleitung im Ansatzbereich der Mm. masseter und pterygoideus med. zu gewährleisten, wurden die Stahldrähte in diesem Gebiet in Form einer Schlinge über Hartgummistreifen geführt. Vorspringende, durchbohrte Nasen am Proc. muscularis und am Condylus stellten die Ansatzpunkte des M. temporalis und des M. pterygoideus lat. dar. Ansätze, Verläufe und relative Kraftgrößen der Muskelresultanten beziehen sich auf die bereits in Kap. 4 beschriebenen Untersuchungen von Schuhmacher (1961).

Eine gute Adaptation der Gelenkflächen erreicht man im Versuch mit ebenen Modellen durch Hartgummipolster und dünne Lagen Löschkartons. Die aus 10 mm dickem Sperrholz

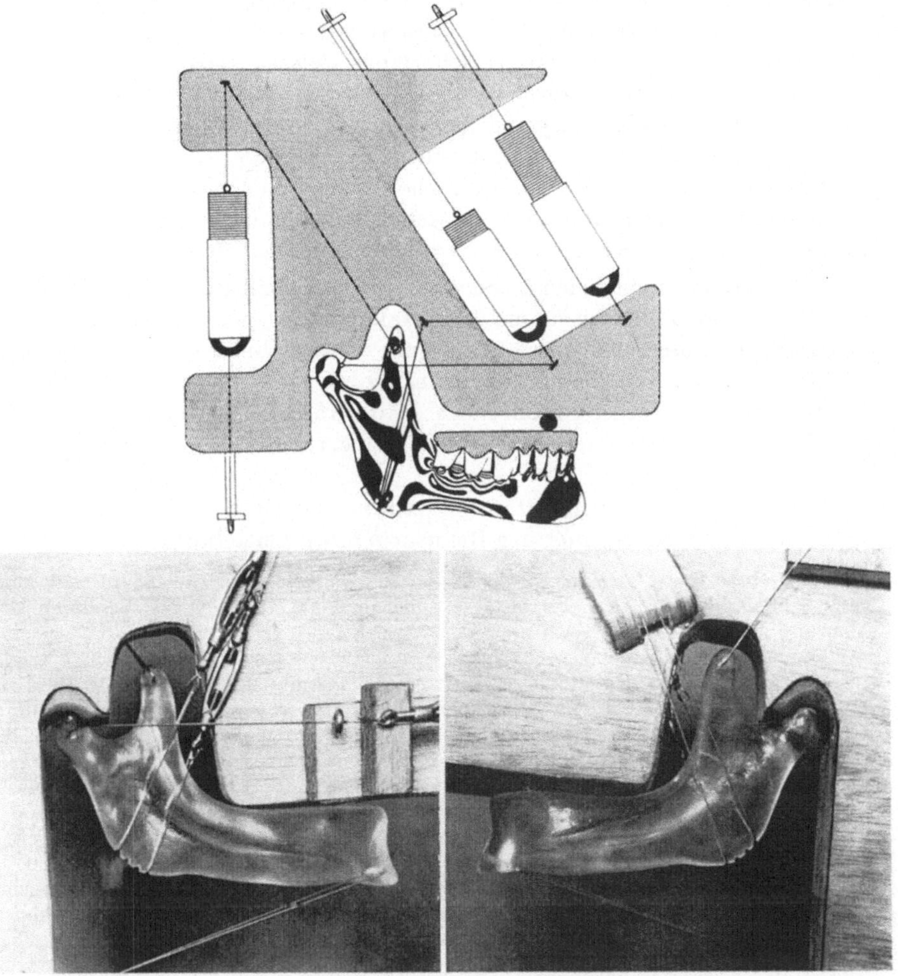

Abb. 4. Belastungsvorrichtung mit eingespannten Modellen

gearbeitete Gelenkpfanne wurde zuvor um den Betrag der Hartgummidicke größer gestaltet. Im Experiment mit räumlichen Modellen bestand die Gelenkpfanne aus einem selbstpolymerisierenden Kunststoff (Paladur rosa Fa. Kulzer). Hier erreicht man die beste Anpassung, indem man den mit dünner Zinnfolie isolierten Condylus in das Selbstpolymerisat eindrückt und bis zur Aushärtung fixiert. Die an den Interdentalsepten angreifenden Kräfte des Zahnhalteapparates wurden an den ebenen Modellen in Form ihrer Resultanten berücksichtigt. Nach dem Kräfteparallelogramm berechnet, kommt diese Resultante einer senkrecht auf die Septen einwirkenden Druckbeanspruchung gleich. An den dreidimensionalen Modellen fand die Funktion des Paradentiums (Sharpeysche Fasern) keine Berücksichtigung.

8. Spannungsoptische Versuche. Die Kompliziertheit und individuelle Variabilität des menschlichen Kauapparates lassen es zweckmäßig erscheinen, bei der Spannungsanalyse des Unterkiefers von stark vereinfachten Verhältnissen auszugehen und sich schrittweise komplizierteren und dem Untersuchungsobjekt ähnlicheren Modellen zuzuwenden.

Zunächst wurden stark vereinfachte, ebene Modelle unter Berücksichtigung der Ansätze und der Verläufe der Muskelresultanten der Mm. masseter, pterygoideus med. und temporalis mit verschiedenen Belastungspunkten und Muskelkombinationen spannungsoptisch untersucht. Unter zusätzlicher Beachtung der Muskelresultanten des M. pterygoideus lat. und der relativen Muskelkraftgrößen wurden anschließend ebene, bezahnte Modelle analysiert. Das folgende Modellexperiment kam bezüglich der anatomischen und physiologischen Gegebenheiten dem zu untersuchenden Präparat am nächsten. Die Konturen dieses Modells entsprachen denen des Röntgenbildes von Unterkieferhälfte Nr. 3.

In den spannungsoptischen Versuchen mit räumlichen Modellen von Unterkieferhälften fanden mit Ausnahme der Bezahnung die anatomischen und physiologischen Verhältnisse volle Berücksichtigung. Die qualitative Spannungsanalyse von 0,5 cm dicken, planparallelen Schnitten in den angezeichneten Ebenen (Abb. 16) geben weitgehende Einblicke in die räumlichen Spannungszustände des nach physiologischen Gesichtspunkten beanspruchten Unterkiefers.

C. Quantitative Spannungsanalyse
(Bestimmung der Beanspruchungsverteilung)

1. Theoretische Grundlagen der Spannungsoptik. In Anlehnung an Föppl und Mönch (1950), Kummer (1959), Herold (1964) soll hier nur auf das für das Verständnis der Ausführung Wichtigste hingewiesen werden.

Im Modell herrsche ein ebener Spannungszustand, der im polarisierten Licht betrachtet werden soll. An einem bestimmten, zu untersuchenden Punkt des Modells sollen in diesem Falle die beiden senkrecht aufeinander stehenden Hauptnormalspannungen nicht mit den Schwingungsebenen von Polarisator und Analysator zusammenfallen, sondern gegen diese um einen Winkel geneigt sein. Die beiden Komponenten eines linear polarisierten Lichtstrahles schwingen mit unterschiedlicher Geschwindigkeit in Richtung der Hauptnormalspannungen und treten mit einem Gangunterschied aus dem Modell aus (Abb. 3). Da die beiden Komponenten schräg zur Polarisationsrichtung schwingen, kann nur ein Teil des Lichtes, nämlich die horizontalen Komponenten, die einander entgegengesetzt sind, den Analysator passieren. Die beiden phasenverschobenen Wellen sind gemäß der Hauptgleichung der Spannungsoptik abhängig von der Normalspannungsdifferenz. Diese Abhängigkeit des durchlaufenden Lichtes gilt in gleicher Weise für alle Punkte des Modells. So erscheinen im monochromatischen Licht alle Modellorte, an denen die Normalspannungsdifferenz eins oder ein ganzzahliges Vielfaches ist, in Form dunkler Bänder. Bei Verwendung von polychromatischem Licht werden bestimmte Wellenlängen ausgelöscht, so daß die Orte gleicher Normalspannungsdifferenz in der Komplimentärfarbe der ausgelöschten Wellenlänge erscheint. Es treten also im Modell Bänder in bestimmten Spektralfarben auf, die sich jeweils bei ganzzahligem Gangunterschied der beiden Lichtwellen wiederholen und als „Isochromaten" die Punkte gleicher Normalspannungsdifferenz verbinden. Je nachdem, ob diesen Isochromaten eine Normalspannungsdifferenz von 0, 1, 2, 3, usw. zugrunde liegt, spricht man von Isochromaten 0., 1., 2., 3., usw. Ordnung. Die Ordnungszahl der Isochromaten gilt also als relatives Maß für die Größe der Normalspannungsdifferenz, die wiederum proportional der auf den zu untersuchenden Punkt des Modells einwirkenden Kraftgröße ist. Die Isochromatenordnung kann somit auch als relatives Maß für die Beanspruchungsgröße definiert werden. Da die Isochromate 0. Ordnung völlig dunkel erscheint, dient sie bei Verwendung von polychromatischem Licht als Anhaltspunkt für die Bestimmung der Ordnungszahl der übrigen Isochromaten. Die der 0. Ordnung als erste folgende Isochromate erhält die Ordnungszahl 1 usw.

2. Spannungsoptische Versuche. Da bei zunehmender Belastung der Modelle zunächst die Isoklinen auftreten, kommt es zu störenden Überlagerungen der zu analysierenden Isochromaten. Durch Einschalten zweier sog. Viertelwellenplatten in den Strahlengang können die Isoklinen ausgelöscht werden. Genaue Ausführungen finden sich bei Föppl und Mönch (1950) und Herold (1964). Zunächst wurden wiederum vereinfachte, ebene Modelle aus VP 1527 unter Berücksichtigung der Ansatzpunkte und Verlaufsrichtungen der Muskelresultanten von M. masseter, M. pterygoideus med. und M. temporalis spannungsoptisch analysiert. Das folgende Modell, das in seinen Konturen denen des Röntgenbildes von Unterkieferhälfte Nr. 3 entspricht, kommt bezüglich der Muskelkraftrelationen, der Ansätze und Richtungen der Muskelresultanten und der Bezahnungen den anatomischen und physiologischen Verhältnissen am nächsten. Wegen der technischen Schwierigkeiten bei der Modellherstellung wurde auf die Anwendung der räumlichen Spannungsoptik zur Ermittlung der Spannungsgrößen verzichtet, zumal das Trajektorienbild ebenso genaue Auskünfte über die Beanspruchungsverteilung gibt.

3. Auswertung der Isochromatenbilder. Die angewandte Methode zur Auswertung der Isochromatenbilder wurde bereits von Knief (1966) zur Bestimmung der Beanspruchungsverteilung im coxalen Femurende benutzt.

Die im Röntgenbild densitometrisch abgetasteten Meßstrecken A—G wurden mit Hilfe von Papierabzügen auf die entsprechenden Isochromatenbilder übertragen. Nach Bestimmung der einzelnen Isochromatenordnungen wurden die Anschnitte der Isochromaten entlang der Meßstrecken markiert und entsprechend der Breite des Anschnittes Säulen aufgetragen, die in der Höhe der jeweiligen Isochromatenordnung entsprachen. Da die Isochromatenordnungen ein relatives Maß für die Beanspruchungsgrößen darstellen, konnte die Einheit für das Höhenmaß der Säulen pro Ordnung willkürlich gewählt werden. Das Verhältnis der Isochromaten zueinander erfährt hierdurch keine Veränderung. Die Zwischenbereiche wurden durch Interpolieren den benachbarten Isochromatenordnungen angepaßt. Durch Verbindung der Säulengipfel und der Punkte aus den Zwischenbereichen erhält man Kurven, die ein relatives Maß für die Verteilung der Beanspruchungsgröße entlang der jeweiligen Meßstrecke darstellen (Abb. 23). Absolutwerte der Beanspruchungsgrößen im Modell lassen keine Aussage über die wirkliche Beanspruchung des Knochens zu und werden deshalb nicht bestimmt. Da die relative Beanspruchungsverteilung mit der Materialverteilung verglichen werden soll, ist es zweckmäßig, die Festlegung der Einheit pro Isochromatenordnung anhand der Materialverteilungsdiagramme vorzunehmen.

4. Densitometrische Auswertung der photographisch ermittelten Trajektorienbilder. Bei genauer Betrachtung der photographisch ermittelten Trajektorienbilder fallen außer strukturlosen, schwarzen Bezirken im Trajektoriennetz unterschiedlich hell abgebildete Linienzüge auf. Dieser Intensitätsunterschied in der Strukturierung ist von der Größe der Richtungsänderung der Spannungen im Modell abhängig (Kummer, 1956). An Stellen, an denen sich alle Isoklinen überkreuzen oder sehr dicht liegen, z.B. in der Umgebung singulärer Punkte oder bei reiner Biegung in der neutralen Faser wird das Photopapier bei der beschriebenen photographischen Technik in jeder Rasterstellung belichtet und somit völlig geschwärzt. Dieser Effekt der Schwärzung kann außerdem durch die Breite der Isoklinen verursacht werden. Je stärker sich die Isoklinen überlappen, desto ausgedehnter werden die dunklen Bezirke abgebildet, desto unklarer zeichnen sich die Linienraster ab. Da die Breite der Isoklinen sich umgekehrt proportional der Spannungsgröße verhält, setzt ein deutlich durchstrukturiertes Trajektorienbild eine starke Belastung des Modells voraus. Die Belastungsgröße wird jedoch durch das Auftreten der ersten Isochromaten begrenzt. Da diese die Isoklinen in störender Weise überlagern, sollte ihr Auftreten unbedingt vermieden werden.

Der unterschiedliche Helligkeitsgrad der Linienzüge im photographisch ermittelten Trajektorienbild gibt also Auskunft über die relativen Spannungsgrößen im Modell. Zur Erfassung der relativen Beanspruchungsverteilung wurden wiederum die Strecken A—G mit reflektiertem Licht densitometrisch abgetastet und die Relationen entsprechend der Abb. 24, 25 in Diagrammen aufgezeichnet.

Ergebnisse

A. Materialverteilung

Der grob abschätzende Vergleich der einzelnen Röntgenbilder oder der zugehörigen Präparatschnitte der untersuchten Unterkiefer offenbart eine weitgehende Übereinstimmung der Knochenmaterialverteilung. Die örtliche Zu- und Abnahme der Strukturdichte kann mit Hilfe der Densitometrie exakt bestimmt werden.

Die Abb. 2 zeigt das Röntgenbild der Unterkieferhälfte Nr. 3, in dem die Meßstrecken A—G eingezeichnet sind. Für die Meßstrecke D ist die Dichtekurve abgebildet.

Von der Druckeinleitungsstelle am Capitulum ausgehend, erstreckt sich ein kompaktes Druckbündel parallel der dorsalen Kontur des Ramus ascendens. In Höhe des Foramen mandibulae verbreitet es sich fächerförmig, durchzieht das aufgesetzt erscheinende Angulussegment in Form zarter Spongiosazüge, verjüngt und verdichtet sich ventral vom Angulus und verläuft schließlich an der caudalen Peripherie in kompakter Substanz, die zur Symphyse hin allmählich breiter wird. Vom Capitulum erstreckt sich ferner ein Zugbündel in Richtung des Angulus internus. In Höhe des Collum erscheint es zunächst in kompakter Substanz, um sich dann zum Angulus hin fächerförmig zu verbreitern. Im anschließenden Proc. alveolaris bildet es nahezu horizontal verlaufende Spongiosazüge. Das oberhalb des Angulus internus einstrahlende Zugbündel des Proc. coronoideus präsentiert sich in Form eines dichtgedrängten Bündels an der ventralen Peripherie des Muskelfortsatzes. Das Zugbündel des Corpus mandibulae wird nach caudal hin durch den Canalis alveolaris inferior begrenzt. Unterhalb desselben ist eine rarefizierte Zone sichtbar, die sich nach dorso-cranial erstreckt. Diese wird von einigen radiär angeordneten, vom inneren zum äußeren Kieferwinkel ziehenden Spongiosazügen durchkreuzt. Wegen der sich mehrfach überlagernden Strukturen sind die einzelnen Komponenten des Systems im Röntgenbild nicht überall deutlich zu erkennen (Abb. 5).

Die relative Knochenmaterialverteilung konnte durch die densitometrische Auswertung der Strecken A—G bestimmt werden.

Densitometrisch ermittelte Materialverteilung in Einzeldiagrammen vom Röntgenbild der Unterkieferhälfte Nr. 4. In der Abb. 6 sind die densitometrisch ermittelten Materialverteilungsdiagramme wiedergegeben.

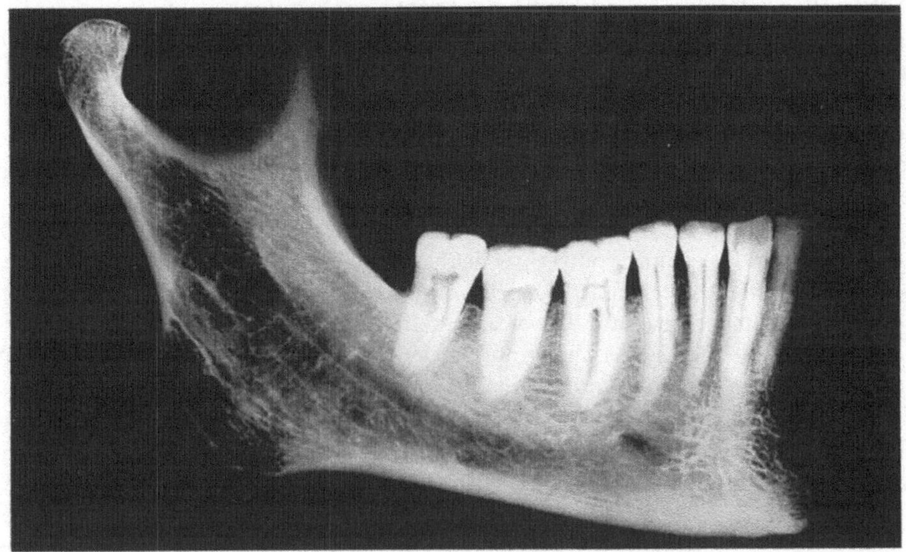

Abb. 5. Röntgenbild der Unterkieferhälfte Nr. 3

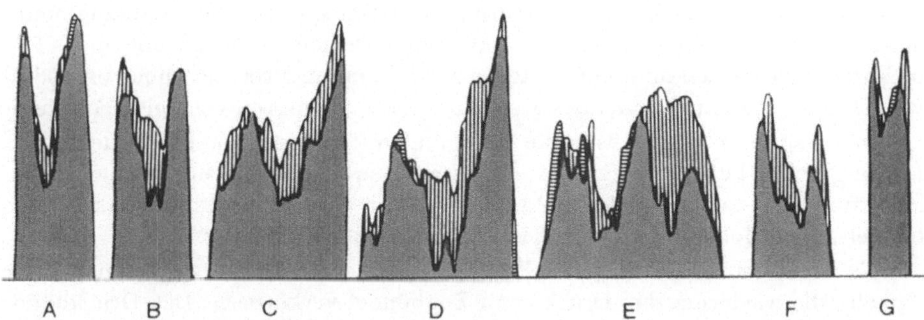

Abb. 6 A—G. Gegenüberstellung der densitometrisch ermittelten Materialverteilung in den Unterkieferhälften Nr. 3 und Nr. 4 entlang den Meßstrecken A—G (vgl. Abb. 2). Diagramme der Unterkieferhälfte Nr. 3 vertikal, Diagramme der Unterkieferhälfte Nr. 4 horizontal schraffiert. Links caudal, rechts cranial

Das Diagramm der Meßstrecke A beginnt mit dem caudalen kompakten Druckbündel, dessen Materialmenge sich in einem fast senkrechten Anstieg mit schmalbasigem Gipfel darstellt. Es folgt der steile Abfall in die rarefizierte Zone mit dem Canalis mandibularis. Der folgende Gipfel entspricht dem Zugbündel des Corpus mandibularis und den Spongiosastrukturen des Proc. alveolaris.

Das Diagramm der Meßstrecke B zeigt im Prinzip den gleichen Verlauf. Die beiden Gipfel sind entsprechend der geringen Materialmenge nicht so hoch ausgebildet, das Zugbündel zeigt jedoch wie in Meßstrecke A einen höheren Ausschlag als das Druckbündel. Der im Vergleich zu den ersten Diagrammen langsame und ungleichmäßige Anstieg zum caudalen Gipfel ist in dem Diagramm der

Meßstrecke C durch das aufgelockerte, spongiöse Angulussegment bedingt. Die größte Materialmenge des Druckbündels liegt auf dieser Strecke also weiter nach cranial verschoben. Es folgt der Abfall in die rarefizierte Zone mit dem Canalis mandibularis und der allmähliche Anstieg zum cranialen Gipfel, der wiederum das Zugbündel verkörpert. Der kleine Zwischengipfel am caudalen Abhang des cranialen Gipfels ist durch die vom inneren zum äußeren Kieferwinkel verlaufenden Spongiosastrukturen verursacht.

Das Diagramm der Meßstrecke D entspricht im Prinzip dem der Meßstrecke C. Der durch eine Einsenkung unterbrochene Anstieg zum caudalen Gipfel ist kennzeichnend für das materialarme Angulussegment. Der tiefe Einschnitt zwischen den beiden Gipfeln deutet auf eine stark rarefizierte Zone in Höhe des Mandibularkanales hin. Der kleine Zwischengipfel in der Mitte dieser Einsenkung entspricht den radiär vom inneren zum äußeren Winkel verlaufenden Spongioszügen.

Das Diagramm der Meßstrecke E stellt eine viergipfelige Formation dar. Der flache Anstieg zum caudalen Gipfel entspricht wiederum dem materialarmen Angulus externus. Der caudale Gipfel verkörpert die zum Druckbündel gehörenden Spongiosastrukturen, die oberhalb des Angulussegments besonders stark ausgebildet sind. Hierauf folgt eine Einsenkung, die eine weniger materialreiche Zone darstellt, jedoch ebenfalls zum Druckbündel gehört. Die craniale Begrenzung des Druckbündels wird durch den anschließenden Gipfel mit steilem Abfall in die rarefizierte Zone verkörpert. Der dritte Gipfel entspricht dem Hauptzugbündel, das hier weniger dicht erscheint als in den vorhergehenden Diagrammen. Es folgt in Form einer Einsenkung eine aufgelockerte Zone im Proc. coronoideus und als vierter Gipfel das Zugbündel des Muskelfortsatzes an dessen ventraler Peripherie.

Das Diagramm der Meßstrecke F beginnt mit dem konpakten Druckbündel. Der ungleichmäßige Abfall zur rarefizierten Zone deutet auf eine spongiöse Auflockerung des Druckbündels hin. Es folgt der steile Gipfel des kompakten Zugbündels, der jedoch nicht die Höhe des Druckbündels erreicht.

Die Ausmessung der Strecke G ergab ein Diagramm mit zwei schmalbasigen Gipfeln, die wiederum das Druck- und Zugbündel verkörpern. Das Druckbündel weist eine größere Materialmenge auf als das Zugbündel.

B. Trajektorienverläufe in ebenen und räumlichen Unterkiefermodellen

Der komplizierte Zusammenhang zwischen der Beanspruchung und dem Profil bzw. der Form des Unterkiefers erfordert eine Reduzierung dieser Verhältnisse auf ein vereinfachtes, mechanisches System, das dennoch das Prinzip wahrt.

1a. Trajektorienverläufe im Sagittalschnitt des belasteten, vereinfachten, ebenen Unterkiefermodells (Abb. 7a). In diesem Versuch wurden die Mm. masseter, pterygoideus med. und temporalis berücksichtigt. Der Bißwiderstand lag im Frontzahnbereich.

Ein durch Längsdruck und Biegung verursachtes Druckspannungstrajektorienbündel erstreckt sich von der Druckeinleitungsstelle am Caput mandibulae ausgehend parallel zur dorsalen Kontur des Ramus ascendens. Nach vorübergehender Verdichtung in Höhe des Collum und Verbreiterung im Angulusgebiet folgt es der Außenkontur des Corpus mandibulae. In Prämolarenhöhe weicht es bogen-

förmig nach cranial ab, um rechtwinklig auf den Belastungspunkt im Frontzahnbereich aufzutreffen. Ein etwas schwächer ausgebildetes Zugspannungstrajektorienbündel entspringt der dorsalen Caputkontur. Nach rechtwinkliger Kreuzung der Druckspannungstrajektorien und vorübergehender Verdichtung an der
ventralen Collumkontur verläuft es parallel und in Höhe der Basis des Muskelfortsatzes und vereinigt sich am Angulus internus mit den Zugspannungstrajektorien des Proc. muscularis. Im anterioren Teil des Kieferkörpers zieht
es bogenförmig nach caudal, die Druckspannungstrajektorien rechtwinklig kreuzend. Das durch Zugwirkung verursachte Spannungssystem des Proc. muscularis
läuft parallel der ventralen Peripherie des Muskelfortsatzes, verdichtet sich am
Angulus internus und zieht bogenförmig, die Druckspannungstrajektorien rechtwinklig kreuzend zur caudalen Kontur des Corpus mandibulae. Seine sekundären
Druckspannungstrajektorien vereinigen sich nach bogenförmigem Verlauf mit
dem Druckspannungssystem an der caudalen Peripherie des Unterkieferkörpers.
Bemerkenswert sind die durch singuläre Punkte der Isoklinendichte verursachten,
dunklen, unklar durchgezeichneten Gebiete in Höhe des Foramen und Canalis
mandibulae, an der Basis des Collum mandibulae, im Proc. muscularis und an
der Muskelansatzstelle am Angulus externus.

*1b. Trajektorienverläufe im Sagittalschnitt des belasteten, vereinfachten, ebenen
Unterkiefermodells mit verschiedenen Belastungspunkten und Muskelkombinationen.*
In einer Versuchsreihe mit ebenen Modellen gleichen Profils werden die komplexen Beanspruchungen aufgegliedert und einzeln in ihren Auswirkungen auf
die Spannungsverläufe im Modell getestet.

Eine Verschiebung des Bißwiderstandes in den Prämolaren- und Molarenbereich zeigt im Prinzip keine Veränderung der zuvor beschriebenen Spannungsverläufe. Das ganze Spannungssystem zeigt lediglich eine zunehmende
Verkürzung in der Sagittalen, die dadurch zustande kommt, daß die Druckspannungstrajektorien der unteren Kieferkörperhälfte bogenförmig zu den Belastungspunkten aufsteigen und hier das Spannungssystem beenden. Die Ver-
lagerung des Kauwiderstandes in den Molarenbereich verursacht im Collum eine
Verdrängung des Zugspannungstrajektorienbündels nach ventral und eine Verbreiterung und Verdichtung des Druckspannungstrajektorienbündels. Das unklar
gezeichnete, dunkle Gebiet an der Collumbasis erscheint dadurch nach ventral
verschoben (Abb. 7b, c).

Im nächsten Versuch wird am gleichen Modell nur der M. temporalis
berücksichtigt. Die Belastungspunkte liegen jeweils im Frontzahn-, Prämolaren-
und Molarenbereich (Abb. 8a—c). Die 3 Trajektorienbilder zeigen abgesehen von
einer bereits im vorhergehenden Experiment gezeigten Verkürzung des gesamten
Spannungssystems in der Sagittalen keine wesentlichen Unterschiede.

Von der Druckeinleitungsstelle am Caput ausgehend, erstreckt sich ein Druckspannungssystem parallel der Längsachse des Collum mandibulae. In Höhe des
Collumansatzes teilt es sich in zwei Bündel auf. Eins dieser Druckspannungstrajektorienbündel durchzieht den Ramus ascendens und den Corpus mandibulae
in breiter Formation. Seine Trajektorien verlaufen nahezu parallel der Außenkontur, im anterioren Bereich dagegen bogenförmig zu den Belastungspunkten
am Alveolarfortsatz. Sie werden von den sekundären Zugspannungstrajektorien,
die radienförmig in Richtung des Angulus internus ziehen, rechtwinklig durch-

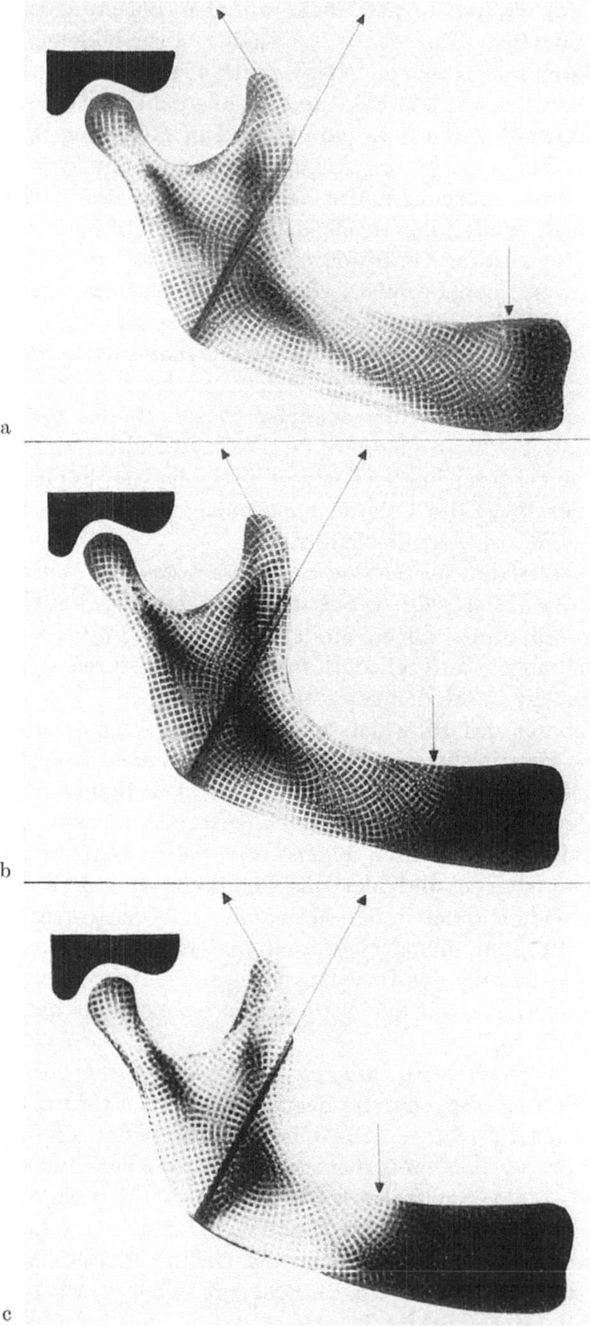

Abb. 7a—c. Photographische Trajektorienbilder eines ebenen, unbezahnten Unterkiefermodells mit den Muskelzügen der Mm. masseter, pterygoideus med. und temporalis und Belastungspunkten. a Im Frontzahnbereich, b im Prämolarenbereich, c im Molarenbereich

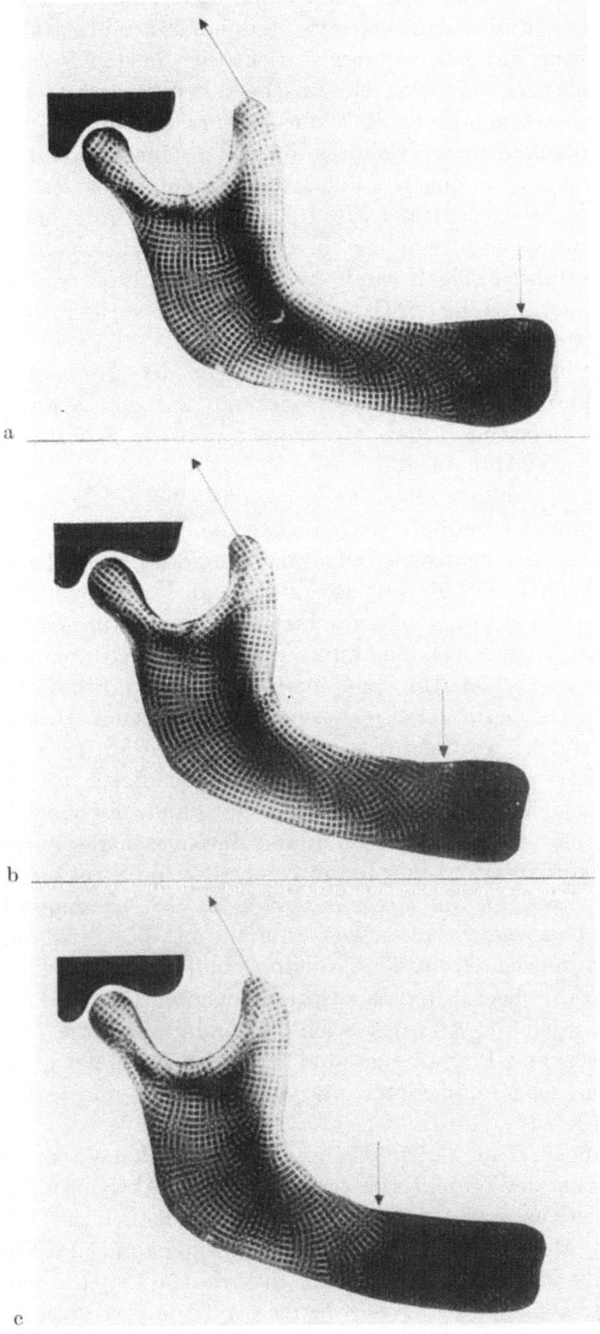

Abb. 8a—c. Photographische Trajektorienbilder eines ebenen, unbezahnten Unterkiefermodells mit dem Muskelzug des M. temporalis und Belastungspunkten. a Im Frontzahnbereich, b im Prämolarenbereich, c im Molarenbereich

kreuzt. Das zweite Druckbündel, das wesentlich schmäler und dichter strukturiert ist, zieht parallel zur Incisura semilunaris und strahlt unter rechtwinkliger Kreuzung der Zugspannungstrajektorien in den Proc. muscularis ein. Nach caudal hin wird es durch ein unscharf strukturiertes, schmales, dunkles Feld begrenzt, das ebenfalls parallel zur Incisura semilunaris verläuft und von der dorsalen Außenkontur des Collums bis in den Muskelfortsatz zieht. Das klar strukturierte und dichte Zugspannungstrajektorienbündel des Proc. muscularis läuft parallel zu dessen ventraler Kontur. Mesial vom Angulus internus strahlt es bogenförmig unter rechtwinkliger Kreuzung der Druckspannungstrajektorien zur caudalen Peripherie. Nach caudo-dorsal wird es durch einen bandförmigen, dunklen Bezirk, der in Höhe der Canalis mandibularis verläuft und sich bis in den Muskelfortsatz hinein erstreckt, begrenzt.

Im dritten Versuch werden die Auswirkungen der Mm. masseter und pterygoideus med., hier als Muskelschlinge wirkend, auf den Spannungsverlauf getestet. Die Bißwiderstände liegen wiederum jeweils im Frontzahn-, Prämolaren- und Molarenbereich (Abb. 9 a—c).

Die 3 Trajektorienbilder zeigen keine wesentlichen Unterschiede. Das Hauptdruckspannungsbündel verläuft nach rechtwinkeligem Abgang von der Druckeinleitungsstelle an der ventralen Gelenkfläche nahezu parallel zur dorsalen bzw. caudalen Außenkontur des Ramus ascendens und des Corpus mandibulae. Nach vorübergehender Verdichtung an der dorsalen Collumkontur erfährt es am Muskelansatzpunkt des Angulus ext. eine kurze Unterbrechung durch ein dunkles nicht durchstrukturiertes Gebiet. Im Caput mandibulae wird dieses System durch ein Zugspannungstrajektorienbündel rechtwinklig durchkreuzt. Dieses entspringt der dorsalen Gelenkfläche, verdichtet sich vorübergehend an der ventralen Collumkontur, verbreitert sich dann fächerförmig an der Basis des Muskelfortsatzes und verdichtet sich wieder am Angulus internus. Zwischen diesen beiden Spannungssystemen erstreckt sich ein unklar durchgezeichnetes Gebiet. Der Muskelfortsatz und der anteriore Corpusanteil zeigen keine Strukturierung.

2. Trajektorienverläufe im spannungsoptischen „Summationsbild" des vereinfachten, ebenen Unterkiefermodells. Die Summation aller Spannungsverläufe der analysierten Kauphasen ergibt ein Trajektorienbild, das die gemeinsamen Merkmale aller zuvor durchgeführten Beanspruchungen enthält.

Zunächst wurden die 3 Trajektorienbilder summiert, die für die Bißwiderstände im Frontzahn-, Prämolaren- und Molarenbereich bei gleichzeitiger Aktivierung der Züge der Mm. masseter, pterygoideus med., und temporalis gefunden wurden (Abb. 10).

Die Spannungsverläufe entsprechen ausnahmslos den Verläufen der Abb. 7 a.

Die Summation der Trajektorienverläufe, die der Aktivierung der Mm. masseter und pterygoideus med., M. temporalis und schließlich der Kombination der drei genannten Muskeln bei konstantem Bißwiderstand im Frontzahnbereich entspricht, ergibt ein weniger deutlich strukturiertes Trajektorienbild (Abb. 11). Bei aufmerksamer Betrachtung fällt jedoch auf, daß es in seinen Spannungsverläufen und seinen wesentlichen Charakteristika ebenfalls dem Trajektorienbild der Abb. 7 a entspricht.

3. Trajektorienverläufe im belasteten, bezahnten, ebenen Modell mit relativen Muskelkraftgrößen. In der folgenden Versuchsreihe mit ebenen Modellen gleichen

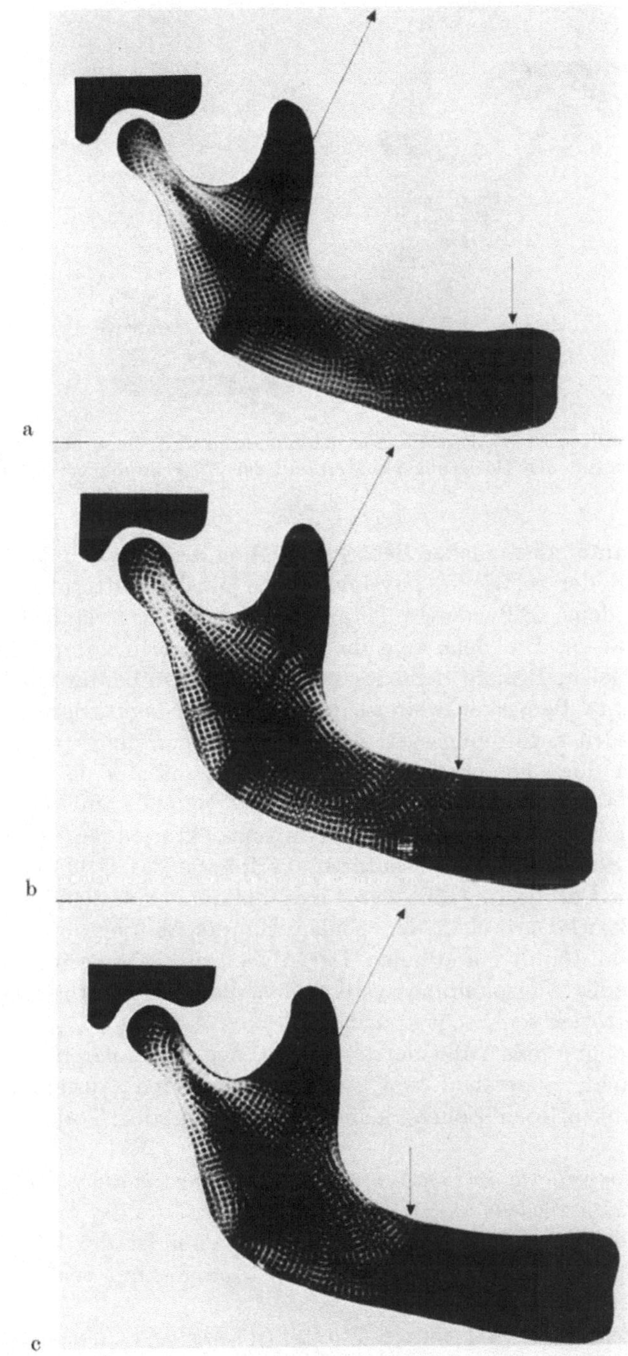

Abb. 9a—c. Photographische Trajektorienbilder eines ebenen, unbezahnten Unterkiefermodells mit dem Muskelzug der M. masseter und pterygoideus med. und Belastungspunkten. a Im Frontzahnbereich, b im Prämolarenbereich, c im Molarenbereich

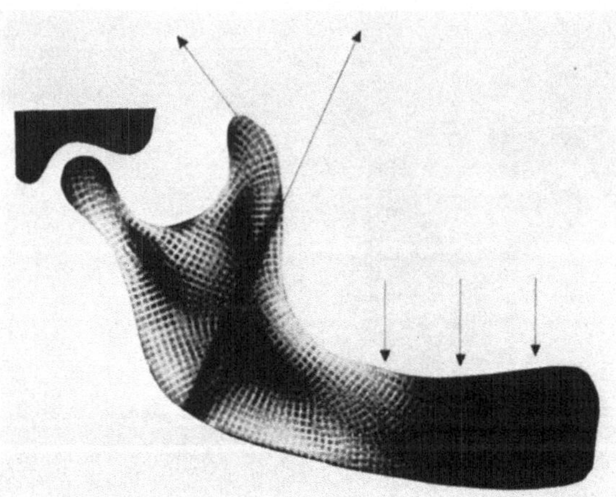

Abb. 10. Photographisches Trajektorienbild (Summationsbild) eines ebenen, unbezahnten Unterkiefermodells mit den Belastungspunkten und der Muskelkombination der Abb. 7a—c

Profils werden unter zusätzlicher Berücksichtigung der Bezahnung, des M. pterygoideus lat. und der relativen, physiologischen Muskelkraftgrößen die Auswirkungen verschiedener Bißwiderstände auf die Spannungsverläufe im Modell getestet (Abb. 12a—c). Die Belastung im Frontzahnbereich verursacht ein Spannungssystem, das im Prinzip dem des vereinfachten, unbezahnten Modells entspricht (Abb. 12a). Bemerkenswert ist die markante Strukturierung des Hauptzug- und Hauptdruckspannungssystems. Das Druckspannungstrajektorienbündel erscheint an der dorsalen und caudalen Peripherie des Modells besonders stark verdichtet. Auffallend ist die Auflockerung dieses Bündels am Angulus externus und im Caput mandibulae. Das Zugspannungstrajektorienbündel zeigt eine besonders dichte Struktur an der ventralen Peripherie des Collums, im Angulus internus und im Corpus in Höhe der Linea obliqua. Auffallend sind auch die strukturlosen Bezirke zwischen den beiden Hauptspannungssystemen, im Proc. muscularis und im Caput mandibulae. Der Alveolarfortsatz besitzt ein fast horizontal verlaufendes Zugspannungssystem, das die sekundär bedingten Druckspannungstrajektorien senkrecht kreuzt.

Die Verschiebung des Bißwiderstandes in den Prämolaren- und Molarenbereich verursacht, abgesehen von einer zunehmenden Ausdehnung der beschriebenen, strukturlosen Zonen, keine Veränderung der Trajektorienverläufe (Abb. 12b, c).

4. Trajektorienverläufe im spannungsoptischen „Summationsbild" des ebenen, bezahnten Unterkiefermodells. Auch die Spannungsverläufe des Summationsbildes (Abb. 13), das durch die Addition der Trajektorienbilder der Abb. 12a—c zustande kam, zeigen eine vollkommene Übereinstimmung mit den zuvor beschriebenen Trajektorienverläufen der Abb. 12a.

5. Trajektorienverläufe im ebenen Modell (analog dem Röntgenbild des Präparates Nr. 3) mit relativen Muskelkraftgrößen. Das folgende ebene Modellexperiment kommt neben den physiologischen auch den anatomischen Gegebenheiten sehr nahe (Abb. 14). Die Konturen des Modells entsprechen denen der

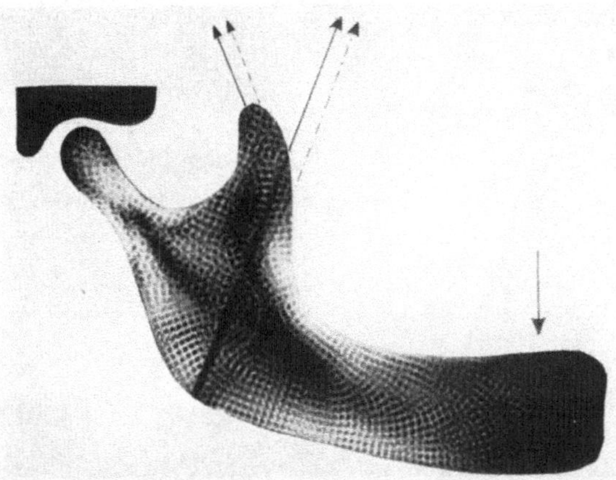

Abb. 11. Photographisches Trajektorienbild (Summationsbild) eines ebenen, unbezahnten Unterkiefermodells mit den Belastungspunkten und Muskelkombinationen der Abb. 7a, 8a, 9a

Unterkieferhälfte Nr. 3. Der M. pterygoideus lat. wurde nicht berücksichtigt. Der Bißwiderstand lag im Frontzahnbereich. Die Spannungsverläufe dieses Trajektorienbildes erwiesen sich als nahezu identisch mit den im vorhergehenden Experiment ermittelten. Man kann wieder drei Arten von Druckspannungstrajektorien erkennen: Zunächst die durch Biegung und Längsdruck hervorgerufenen Trajektorien, die an der dorsalen und caudalen Peripherie fast parallel zur Außenkontur verlaufen, dann die senkrecht in die Gelenkfläche einmündenden und durch Längsdruck verursachten Trajektorien und schließlich die sekundär durch Zugwirkung bedingten Druckspannungstrajektorien z. B. im Muskelfortsatz. Ebenso können 3 Gruppen von Zugspannungstrajektorien unterschieden werden: Zunächst das Zugspannungstrajektorienbündel, das infolge Biegung minus Längsdruck an der dorsalen Collumkontur entspringt, die Druckspannungstrajektorien rechtwinklig kreuzt, an der ventralen Collumperipherie und an der Basis des Muskelfortsatzes verläuft und sich schließlich unterhalb des Alveolarfortsatzes verdichtet; die Zugspannungstrajektorien des Muskelfortsatzes, die parallel der ventralen Außenkontur verlaufen, gehören zur zweiten Gruppe von Zugspannungstrajektorien, die durch reine Zugwirkung entsteht; die dritte Gruppe besteht aus sekundär bedingten Trajektorien, die in rechtem Winkel zu den Druckspannungstrajektorien verlaufen, z. B. an der dorsalen und caudalen Peripherie des Unterkiefermodells.

Die im Caput auftretenden Zugspannungstrajektorien sind ebenfalls sekundär durch den dort wirkenden Längsdruck bedingt. Der Übergang von diesem Zugspannungssystem zu dem durch Biegung verursachten Zugspannungsbündel am Collumansatz ist in diesem Trajektorienbild im Gegensatz zu dem zuvor ermittelten sehr deutlich zu erkennen.

Der Alveolarfortsatz zeigt nur im Bereich der Druckeinwirkung eine Trajektorienstruktur. Auffallend ist die markante Trajektorienverdichtung in Höhe der Linea obliqua.

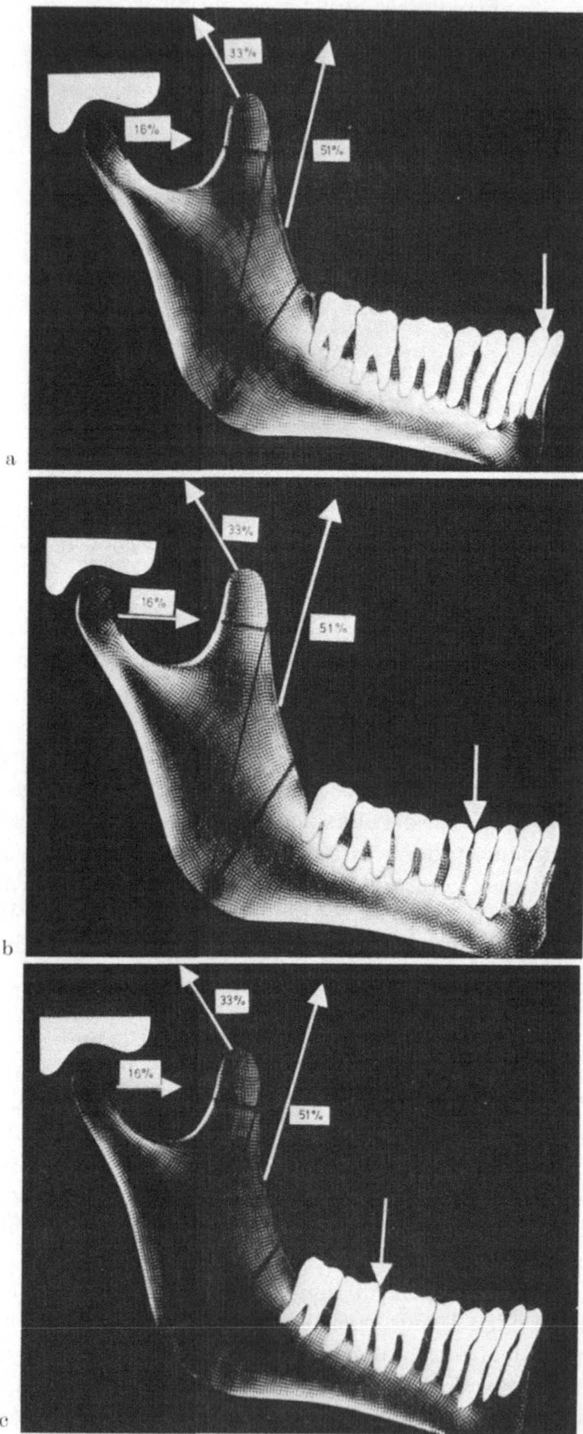

Abb. 12a—c. Photographische Trajektorienbilder eines ebenen, bezahnten Unterkiefermodells mit relativen Muskelkraftgrößen der Mm. masseter, pterygoideus med., temporalis, pterygoideus lat. und Belastungspunkten. a Im Frontzahnbereich, b im Prämolarenbereich, c im Molarenbereich

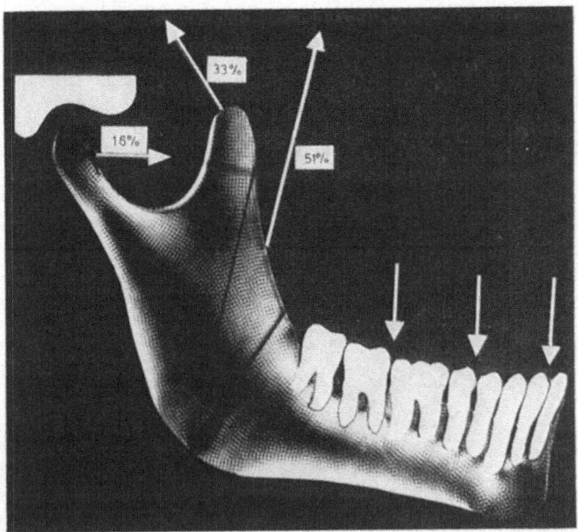

Abb. 13. Photographisches Trajektorienbild (Summationsbild) eines ebenen, bezahnten Unterkiefermodells mit den relativen Muskelkraftgrößen und den Belastungspunkten der Abb. 12a—c

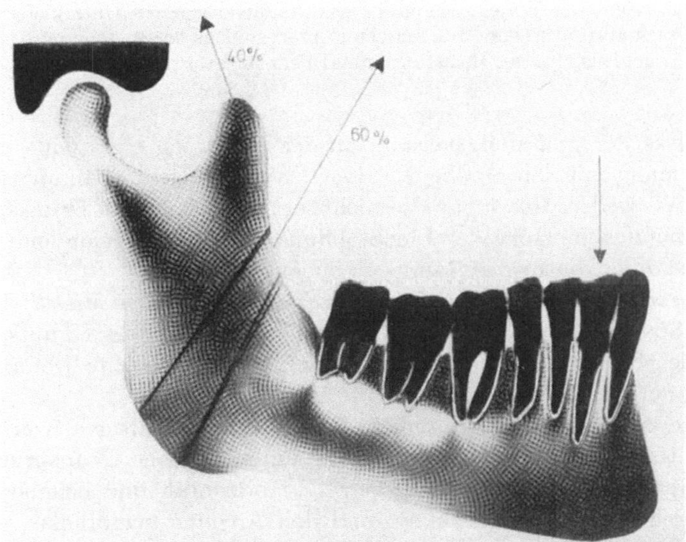

Abb. 14. Photographisches Trajektorienbild eines ebenen, bezahnten Unterkiefermodells analog dem Röntgenbild der Unterkieferhälfte Nr. 3 mit relativen Muskelkraftgrößen der Mm. masseter, pterygoideus med. und temporalis. Der Belastungspunkt liegt im Frontzahnbereich

6. Trajektorienverläufe im belasteten, dreidimensionalen Modell. In den spannungsoptischen Versuchen mit räumlichen Modellen fanden abgesehen von der Bezahnung die anatomischen und physiologischen Verhältnisse weitgehende Berücksichtigung (Abb. 15).

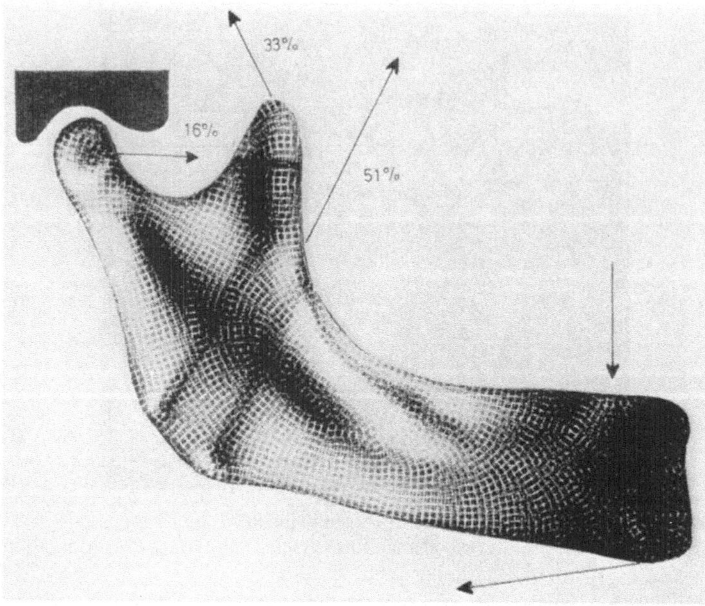

Abb. 15. Photographisches Trajektorienbild eines dreidimensionalen Unterkiefermodells mit relativen Muskelkraftgrößen der Mm. masseter, pterygoideus med., temporalis und pterygoideus lat. Der Belastungspunkt liegt im Frontzahnbereich

Die Analyse der Spannungsverläufe in der Sagittalen ergab eine prinzipielle Übereinstimmung mit den an ebenen Modellen gefundenen Spannungssystemen. Auffallend ist wieder die starke Verdichtung des Zug- und Druckspannungstrajektorienbündels in Höhe der Linea obliqua und Linea mylohyoidea bzw. an der dorsalen Außenkontur des Ramus ascendens.

7. Eingefrorene Trajektorienverläufe im dreidimensionalen Modell. Das „Einfrieren" des Spannungszustandes verursacht keine Änderung der Hauptspannungsverläufe. Die Modelle zeigen dagegen nach Erstarrung leichte Deformierungen in Richtung der Krafteinwirkungen (Abb. 16).

Zur weiteren Analyse der räumlichen Spannungsverhältnisse wurden durch gleichgeformte Modelle mit eingefrorenen, unter gleicher Beanspruchung gewonnenen Spannungsverläufen Transversal-, Horizontal- und beliebig gewählte Schnitte durch den Proc. muscularis und den Angulus mandibulae gelegt und untersucht. Die Abb. 16 zeigt das Modell mit eingefrorenen Spannungsverläufen und den durchlaufend numerierten Schnittebenen. In den Abb. 17—19 sind die Trajektorienverläufe dieser Schnitte abgebildet und den Spongiosaverläufen entsprechender Knochenschnitte gegenübergestellt.

Schnitt 1 (Abb. 17) wird von einer nahezu gleich breiten verdichteten Zone umgeben, in der die Spannungstrajektorien parallel bzw. senkrecht zu den Außenkonturen verlaufen. Den Innenbezirk des Schnittes durchziehen 3 Spannungssysteme. Ein Druckspannungstrajektorienbündel erstreckt sich von der cranio-vestibulären Kante ausgehend, leicht bogenförmig zum mittleren Bereich der vestibulären Kontur. Ein zweites Bündel, das dem in Seitenansicht des

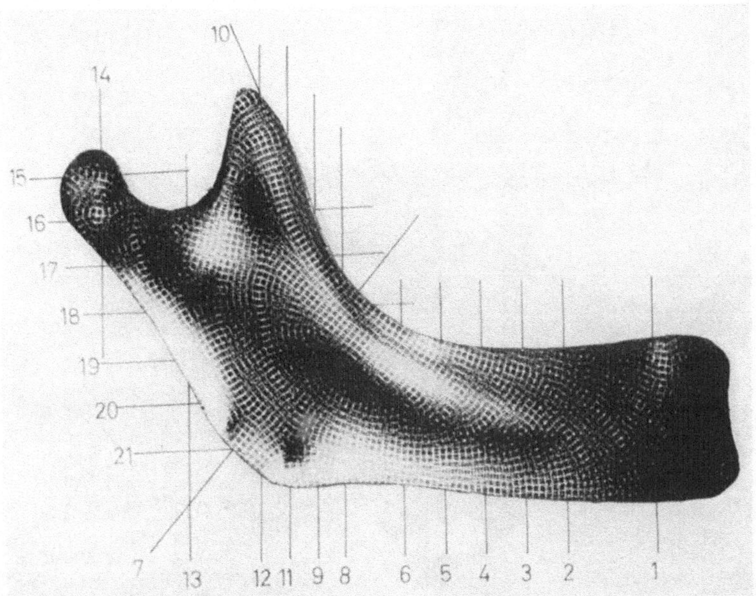

Abb. 16. Dreidimensionales Unterkiefermodell analog der Abb. 15 mit eingefrorenen
Spannungsverläufen und den eingezeichneten Schnittebenen 1—21

Modells deutlich erkennbaren Hauptzugspannungssystem angehört, entspringt der
Mitte der oralen Kontur und mündet im caudalen Bereich. Zwischen diesen
beiden bogenförmigen Systemen erstreckt sich von der cranio-oralen Kante des
Schnittes ausgehend nahezu vertikal ein weiteres Druckspannungstrajektorienbündel und strahlt mit den zuvor beschriebenen Systemen im mittleren und
caudalen Bereich konfluierend ebenfalls in die caudale Kontur ein. Zwischen
dem beschriebenen verdichteten Außenbezirk und den zentralen Bereichen des
Schnittes befindet sich eine dunkle, unklar strukturierte Zone, die nur von den
Aus- und Einstrahlungsbezirken der 3 Spannungsbündel unterbrochen wird.
Die sekundär bedingten Zug- bzw. Druckspannungstrajektorien erstrecken sich
nahezu horizontal von der oralen zur vestibulären Kontur des Schnittes und
kreuzen die Hauptdruck- bzw. Hauptzugspannungstrajektorien unter rechtem
Winkel.

Schnitt 2 (Abb. 17) zeigt im Außenbezirk fast die gleichen Verhältnisse wie
Schnitt 1. Dagegen erscheinen die zentralen Bereiche des Schnittes dunkel und
unklar strukturiert. Nur in der caudalen Hälfte erkennt man bei genauer Betrachtung die Anteile des Hauptdruckspannungstrajektorienbündels, die die vestibuläre mit der oralen Kontur nach caudal leicht abfallend verbinden und die
sekundär bedingten Zugspannungstrajektorien rechtwinklig kreuzen.

Schnitt 3 (Abb. 17) zeigt in seinem Randbezirk ebenfalls eine verdichtete Zone,
in der die Spannungstrajektorien parallel bzw. senkrecht zur Außenkontur hin
verlaufen. Diese Zone erscheint auf der vestibulären Seite doppelt so breit wie
auf der oralen. Der Innenbezirk ist weniger klar strukturiert, zeigt bei genauer
Betrachtung jedoch 2 Spannungssysteme, die einen bogenförmigen Verlauf dar-

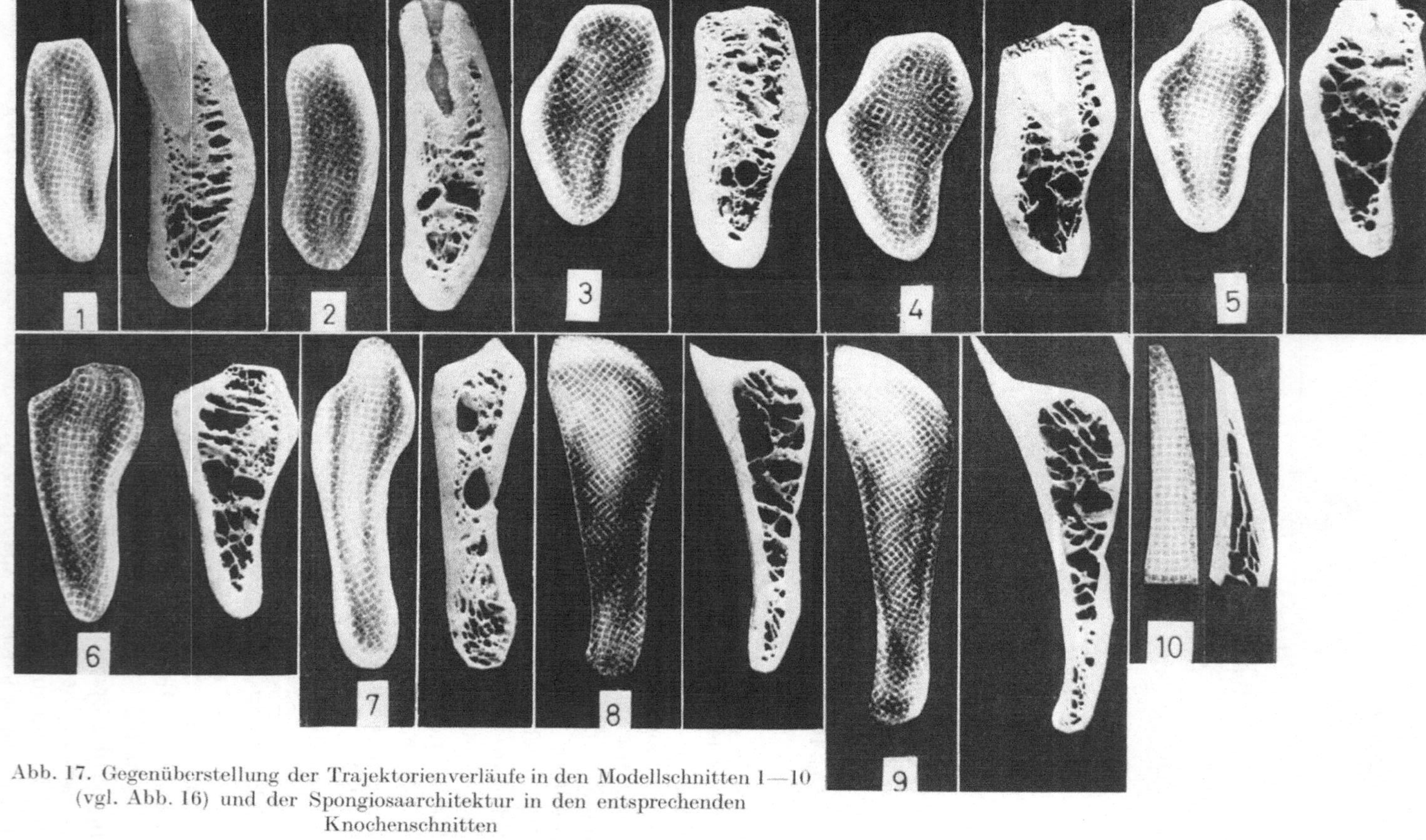

Abb. 17. Gegenüberstellung der Trajektorienverläufe in den Modellschnitten 1—10 (vgl. Abb. 16) und der Spongiosaarchitektur in den entsprechenden Knochenschnitten

stellen, der dem der beiden in Schnitt 1 beschriebenen Bündel ähnlich ist. Ein Bündel entspringt der cranio-vestibulären Kante und mündet in Höhe der vestibulären Prominenz der Linea obliqua. Das zweite Bündel verläuft von der lingualen Einziehung zum caudalen Bereich des Schnittes und stellt Anteile der sekundär bedingten, das Hauptdruckspannungsbündel schneidenden Zugspannungstrajektorien dar. Das erste System verkörpert dagegen sekundär bedingte, das Hauptzugspannungssystem rechtwinklig kreuzende Druckspannungstrajektorien. Die senkrecht zu den beschriebenen Bündeln ziehenden Spannungstrajektorien verbinden die vestibuläre mit der lingualen Seite in schräg nach caudo-lingual abfallendem Verlauf und stellen Anteile der beiden Hauptspannungssysteme dar.

Schnitt 4 (Abb. 17) besitzt in seinen Randbezirken die gleiche Struktur wie Schnitt 3. Der Innenbezirk enthält nur wenige klar zu verfolgende Spannungstrajektorien. Ein kleines Zugspannungstrajektorienbündel zieht schräg caudolingualwärts von der vestibulären zur lingualen Einziehung des Schnittes. In der caudalen Schnitthälfte sind horizontal verlaufende Druckspannungstrajektorien und senkrecht dazu ziehende Zugspannungstrajektorien zu erkennen.

Schnitt 5 (Abb. 17) besitzt einen verdichteten Randbezirk von nahezu gleichmäßiger Breite. Das Innere des Schnittes wird von einem vertikal verlaufenden Spannungssystem durchzogen, dem im caudalen und cranialen Bereich sekundär bedingte Zug- bzw. Druckspannungstrajektorien der beiden Hauptspannungssysteme angehören. In der cranialen Hälfte zeigt dieses Spannungssystem eine leicht S-förmige Krümmung, wodurch das senkrecht kreuzende Hauptzugspannungstrajektorienbündel einen schräg caudal-lingualwärts gerichteten Verlauf einnimmt. Das Bündel der Hauptdruckspannungstrajektorien zieht dagegen horizontal von der vestibulären zur lingualen Kontur.

In Schnitt 6 (Abb. 17) erscheint die verdichtete orale Randzone gegenüber der vestibulären stark verbreitert. Von der cranialen Außenkontur ausgehend durchzieht ein Druckspannungstrajektorienbündel in breiter Formation bogenförmig den Innenbezirk des Schnittes und mündet auf der caudo-lingualen Außenkontur. Durch den bogenförmigen Verlauf dieses Druckbündels erscheinen die Hauptzugspannungstrajektorien im mittleren Bereich horizontal, im cranialen Bereich nach cranio-vestibulär leicht ansteigend, im caudalen Bereich nach caudo-vestibulär abfallend. Im caudalen Abschnitt sind Anteile des leicht nach vestibulär ansteigenden Hauptdruckspannungstrajektorienbündels zu erkennen.

An der caudo-lingualen Kontur von *Schnitt 7* (Abb. 17) entspringt das Hauptdruckbündel, das auch in Seitenansicht des Modells deutlich erkennbar ist. Nach bogenförmigem Verlauf und rechtwinkliger Kreuzung der Zugspannungstrajektorien mündet es an der cranialen Kontur. Der Außenbezirk erscheint besonders in Höhe der Linea obliqua und im caudo-vestibulären Bereich verdichtet.

In *Schnitt 8* (Abb. 17) ist die periphere Zone nur im cranialen Bereich verdichtet. Im oberen Drittel sind Zugspannungstrajektorien, die durch die Zugwirkung des M. temporalis bedingt sind, deutlich sichtbar. Sie verlaufen fast parallel zu der cranio-oralen Kontur des Schnittes und verdichten sich in den cranialen Bezirken des Muskelfortsatzes. Im caudalen Drittel erkennt man bei genauer Betrachtung die von der facialen zur oralen Kontur ziehenden Anteile des Hauptdruckbündels.

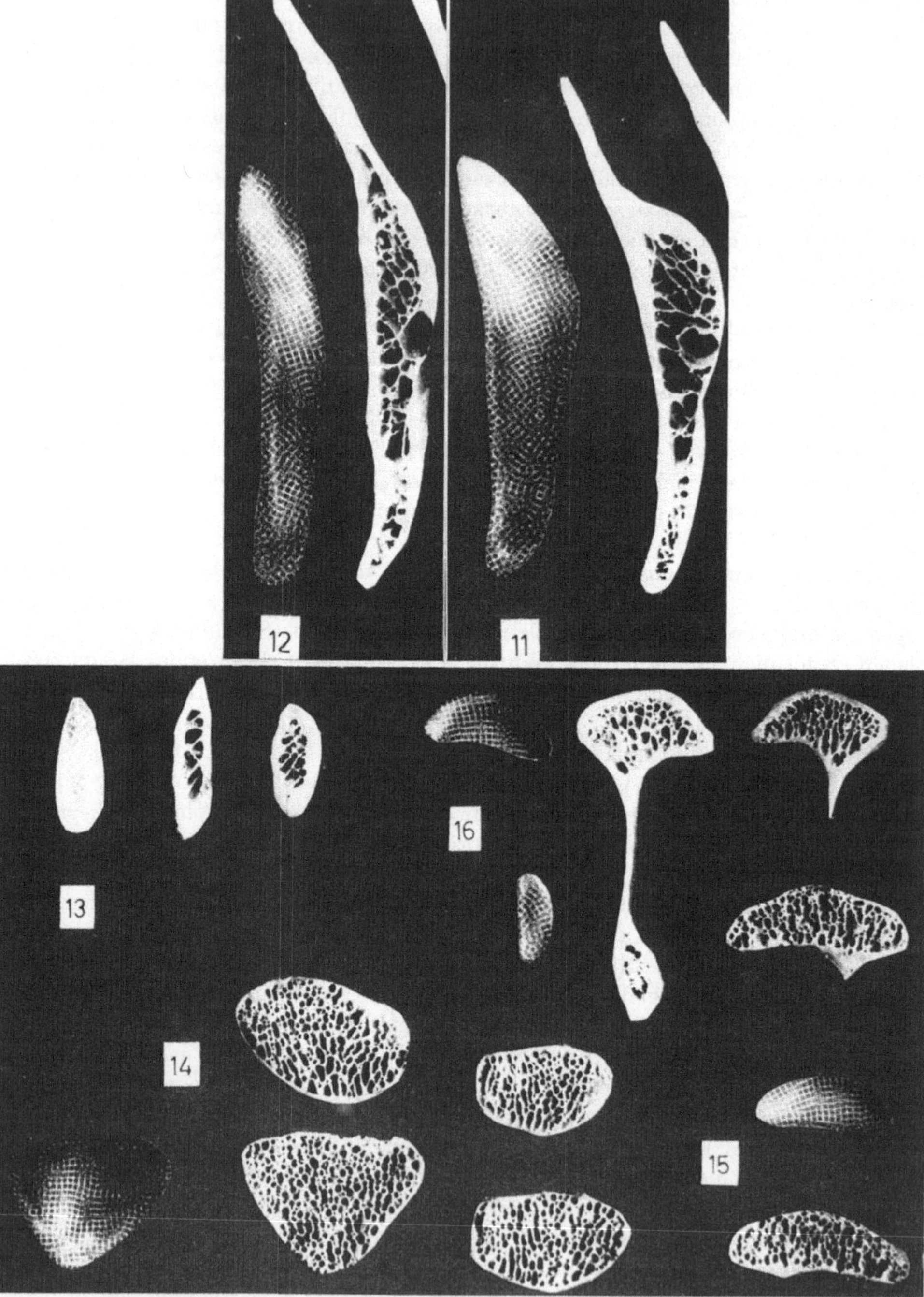

Abb. 18. Gegenüberstellung der Trajektorienverläufe in den Modellschnitten 11—16 (vgl. Abb. 16) und der Spongiosaarchitektur in den entsprechenden Knochenschnitten

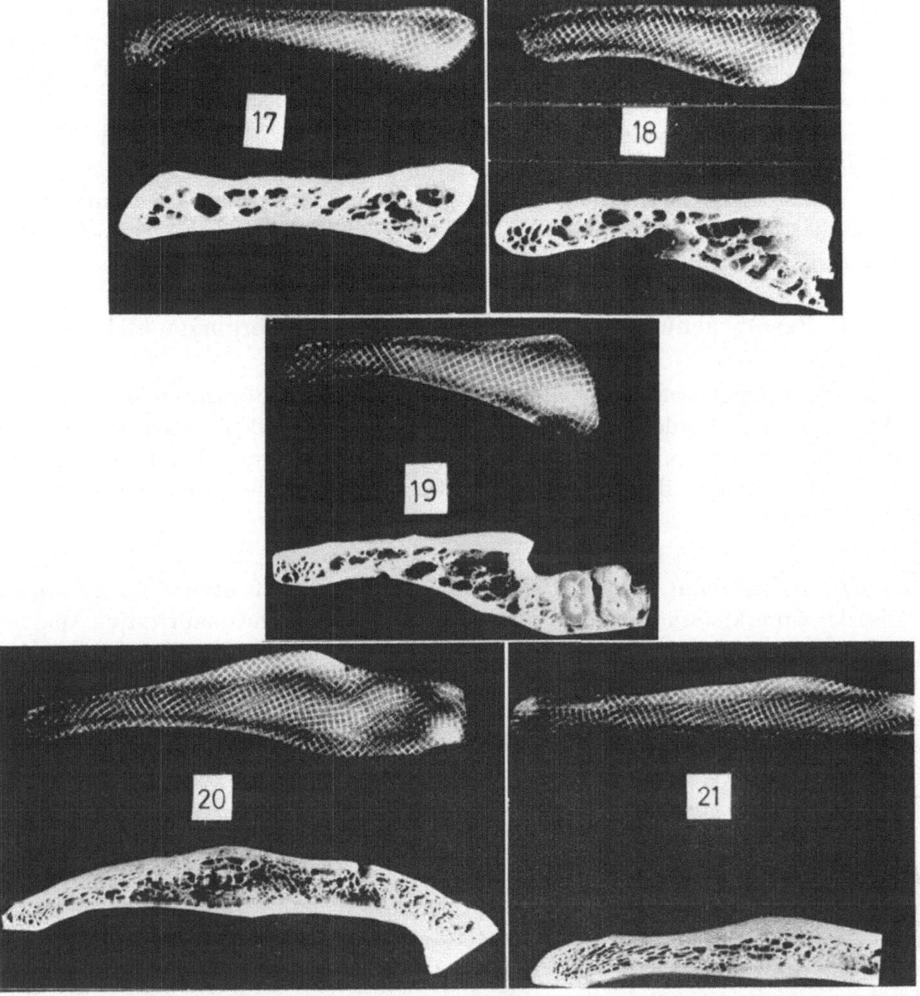

Abb. 19. Gegenüberstellung der Trajektorienverläufe in den Modellschnitten 17—21 (vgl.
Abb. 16) und der Spongiosaarchitektur in den entsprechenden Knochenschnitten

Die *Schnitte 9, 11, 12* (Abb. 17, 18) zeigen im Prinzip die gleiche Strukturierung wie Schnitt 8. Die caudalen Zonen von Schnitt 11 und 12 erscheinen
etwas aufgelockerter als die in Schnitt 8 und 9.

Schnitt 10 (Abb. 17) stellt in etwas vergrößerter Form den cranialen Bereich
des Proc. muscularis dar. Die Zugspannungstrajektorien verlaufen parallel zu der
facialen Kontur des Schnittes. Auffallend ist die markante Verdichtung der
facialen und oralen Randzone in *Schnitt 13* (Abb. 18). Das von der caudo-facialen
Kontur schräg zur cranio-oralen Kontur ansteigende Trajektorienbündel stellt
einen Anteil des Hauptdruckspannungssystems dar. Seine Komponenten werden
senkrecht von Zugspannungstrajektorien durchkreuzt.

Die *Schnitte 14, 15 und 16* (Abb. 18) geben Auskunft über die Spannungsverläufe im Gelenkköpfchen. In Frontal- und Horizontalschnitten ist der vertikale bzw. sagittale Verlauf der Druckspannungstrajektorien und deren rechtwinklige Kreuzung durch die Zugspannungstrajektorien deutlich sichtbar.

In den Horizontal*schnitten 17, 18, 19, 20 und 21* (Abb. 19) verbinden die Zugspannungstrajektorien die faciale Kontur mit der oralen in schräger, dorsooraler Verlaufsrichtung und kreuzen die Druckspannungstrajektorien unter rechtem Winkel. Bemerkenswert ist die Verdichtung der Trajektorienbilder im Angulus internus, oberhalb und in Höhe des Trigonum retromolare.

C. Beanspruchungsverteilung, dargestellt in Isochromatenbildern ebener Unterkiefermodelle

Die densitometrisch ermittelte Verteilung der Hartsubstanzen im Knochen stellt prinzipielle Forderungen an das Isochromaten- und Trajektorienbild, die unter der Voraussetzung, daß zwischen Materialmenge und lokaler Beanspruchungsgröße überall die gleiche Proportionalität bestehe, weitgehend erfüllt werden sollten.

Unter diesen Aspekten wird zunächst das Isochromatenbild eines vereinfachten Modells, dann dasjenige eines Modells, das den Konturen des Röntgenbildes der Unterkieferhälfte Nr. 3 entspricht, untersucht. Die quantitative Analyse des Isochromaten- und Trajektorienbildes der Unterkieferhälfte Nr. 3, sowie des Trajektorienbildes eines dreidimensionalen Modells entlang den Meßstrecken A—G gibt Auskunft über die relative Beanspruchungsverteilung in den Modellen und erlaubt einen Vergleich mit der densitometrisch ermittelten Materialverteilung im Röntgenbild.

1. Das Isochromatenbild eines vereinfachten, ebenen Unterkiefermodells (Abb. 20). Wie auf Grund der theoretischen Überlegungen zu erwarten war, besteht eine Proportionalität zwischen den unterschiedlichen Helligkeitsgraden des Trajektorienbildes und den lokalen Beanspruchungsgrößen des Isochromatenbildes (vgl. Abb. 20 mit Abb. 7 a). Dementsprechend befinden sich in den dorsalen und ventralen Außenbezirken des Collum mandibulae und im Angulus internus mit den Isochromaten 4. bzw. 3. Ordnung die höchsten Beanspruchungsgrößen des Modells. In Höhe des Foramen mandibulae und weiter in cranio-dorsaler und caudo-ventraler Richtung erstreckt sich analog den dunklen, unklar strukturierten Bezirken des Trajektorienbildes die Isochromate der Ordnungszahl 0. Stellen mit der Isochromatenordnung 0 befinden sich weiterhin im Proc. muscularis, im Angulus internus und im Caput mandibulae. Bemerkenswert ist, daß die größten Spannungen im Bereich der Hauptzug- und Hauptdruckbündel liegen. Wegen der starken Biegebeanspruchung im Collum mandibulae sind die Isochromaten hier besonders eng nebeneinander gelagert. Während die Druckseite des Collums eine Isochromatenordnung mehr aufweist als die Zugseite, verhalten sich die Zug- und Druckseite im Corpus mandibulae genau umgekehrt.

2. Das Isochromatenbild des ebenen Unterkiefermodells analog Röntgenbild der Unterkieferhälfte Nr. 3 mit relativen Muskelkraftgrößen (Abb. 21). Das Beanspruchungsmuster des bezahnten Unterkiefermodells weist auf Grund der Be-

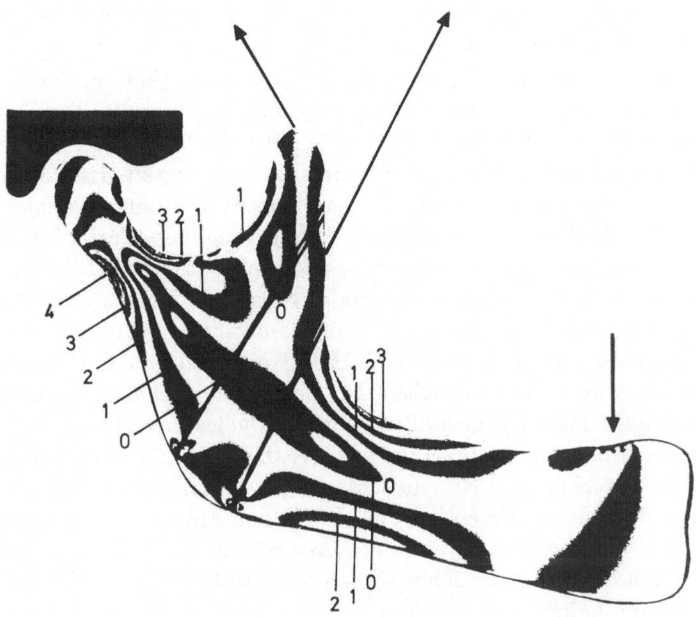

Abb. 20. Isochromatenbild eines ebenen, unbezahnten Unterkiefermodells mit den Muskelzügen der Mm. masseter, pterygoideus med. und temporalis. Der Belastungspunkt liegt im Frontzahnbereich

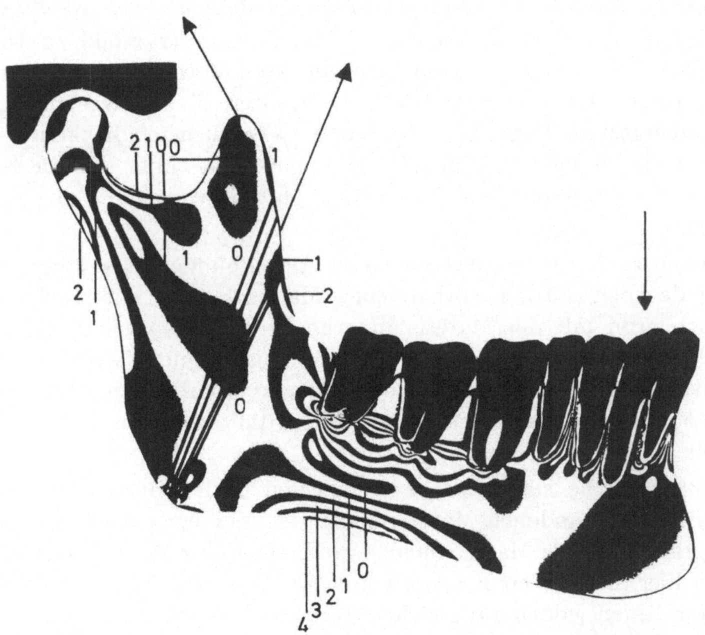

Abb. 21. Isochromatenbild eines ebenen, bezahnten Unterkiefermodells mit den Muskelzügen der Mm. masseter, pterygoideus med. und temporalis. Der Belastungspunkt liegt im Frontzahnbereich

zahnung und sonstiger Formabweichungen gegenüber dem unbezahnten Modell weitgehende Unterschiede auf.

Die Verkleinerung des Kieferwinkels verursacht eine geringe Biegebeanspruchung des Collum, die um zwei Isochromatenordnungen niedriger liegt als die des unbezahnten Modells. Die Alveolen der Molaren sind dagegen als zusätzliche Schwachpunkte des Kieferkörpers zu betrachten. Hier liegen die Isochromaten eng nebeneinander und stellen mit sieben Ordnungen analog der ausgeprägten lokalen Helligkeitsintensität des entsprechenden Trajektorienbildes den am stärksten beanspruchten Bereich des Modells dar. Die Differenz zwischen diesen Isochromaten und denen der caudal gelegenen Druckseite beträgt 3 Ordnungen. Die neutrale Faser (von der Isochromate 0. Ordnung eingeschlossener Bereich) ist entsprechend dem lokalen Helligkeitsgrad des Trajektorienbildes in Höhe des Kieferwinkels unterbrochen. Im Gegensatz zum Beanspruchungsmuster des unbezahnten Modells besitzt die dorsal gelegene Druckseite des Proc. muscularis eine Isochromatenordnung weniger. Bereiche der Isochromatenordnung 0 finden sich weiterhin im Proc. muscularis, im Angulus externus und im Caput mandibulae. Bei der vorliegenden Belastung des Modells im Frontzahnbereich treten in den Interdentalsepten der Frontzähne und Prämolaren mehrere Isochromaten auf. Die Interdentalsepten der Molaren zeigen dagegen in den oberen Bereichen keine Isochromaten.

D. Vergleich zwischen der Beanspruchungsverteilung und der Materialverteilung

1. Vergleich zwischen der Beanspruchungsverteilung des Isochromatenbildes und der Materialverteilung des Röntgenbildes. Das Isochromatenbild zu Unterkieferhälfte Nr. 3 wurde nach der in Abb. 22 erläuterten Methode ausgewertet, und die Einzeldiagramme den densitometrisch ermittelten Materialverteilungsdiagrammen gegenübergestellt (Abb. 23). Um bessere Vergleichsmöglichkeiten zu haben, wurde der Maßstab der Isochromatenordnungen so gewählt, daß die Kurven der Beanspruchungsverteilung dem Niveau der Materialverteilungskurven angepaßt erschienen.

Diagramm A: In Höhe des caudalen Druckbündels übersteigt die Beanspruchung deutlich die der vorhandenen Materialmenge entsprechende Größe. Es folgt synchron mit der Materialänderung ein Beanspruchungsabfall im Bereich des Mandibularkanales. Das Beanspruchungsminimum liegt jedoch deutlich tiefer als das Materialminimum und etwas nach cranial verschoben. Das craniale Beanspruchungsmaximum übertrifft bei weitem die vorhandene Materialmenge des Zugbündels.

Diagramm B: Die Diskrepanz zwischen den beiden Beanspruchungsmaxima und der gering vorhandenen Materialmenge ist hier noch deutlicher ausgeprägt als in Diagramm A. Die Materialmenge im Bereich des Mandibularkanales übersteigt auch hier die lokalen Beanspruchungsgrößen. Beanspruchungs- und Materialminimum liegen jedoch auf gleicher Höhe der Meßstrecke.

Diagramm C: Hier liegen umgekehrt der caudale und der craniale Beanspruchungsgipfel unterhalb der aus der Materialmenge zu fordernden Größen. Der Anstieg und Abfall des caudalen Beanspruchungsgipfels erfolgt synchron mit der

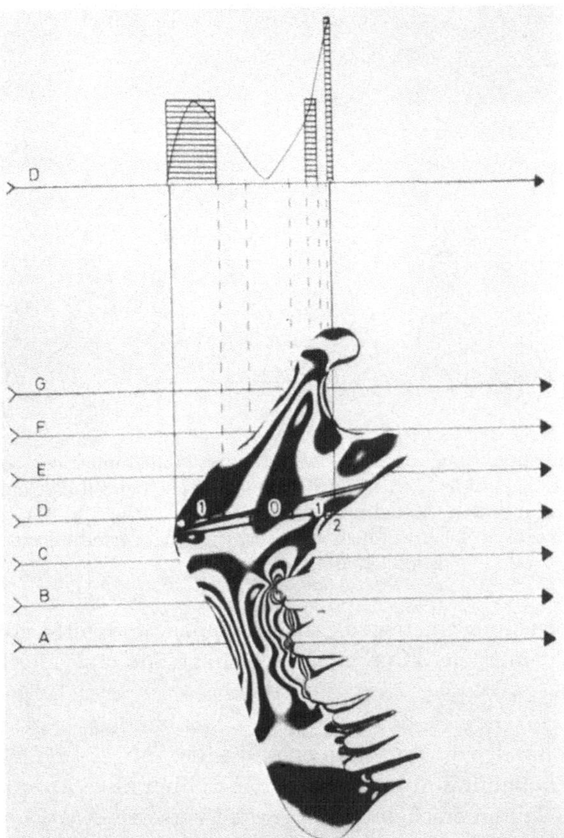

Abb. 22. Isochromatenbild analog dem Röntgenbild der Unterkieferhälfte Nr. 3 mit eingezeichneten Meßstrecken A—G. Die Isochromaten werden nach dem Auszählen entlang einer Meßstrecke als Säulen dargestellt und zu einer Kurve verbunden. Für die Meßstrecke D ist die Kurve der Beanspruchungsverteilung abgebildet

Materialänderung. Das Materialminimum im Bereich des Mandibularkanals übersteigt das entsprechende Beanspruchungstal. Beide Minima liegen jedoch wieder auf gleicher Höhe der Meßstrecke. Die craniale Beanspruchungsspitze ist gegenüber dem entsprechenden Materialmaximum des Zugbündels etwas nach caudal verlagert.

Diagramm D: Auch hier besteht die gleiche Diskrepanz zwischen den Beanspruchungs- und Materialmaxima wie in Diagramm C. Das cranial und caudal gelegene Beanspruchungsmaximum ist gegenüber den entsprechenden Materialgipfeln der Zug- und Druckbündel nach cranial bzw. caudal versetzt.

Diagramm E: Die Knochensubstanzmenge übersteigt auf der gesamten Meßstrecke die für die vorhandene Beanspruchung erforderliche Größe. Diese Diskrepanz ist im mittleren und caudalen Bereich der Meßstrecke am größten, während das Zugbündel des Muskelfortsatzes der Beanspruchungsgröße nahezu angepaßt erscheint, sein Materialanstieg jedoch früher erfolgt als der ent-

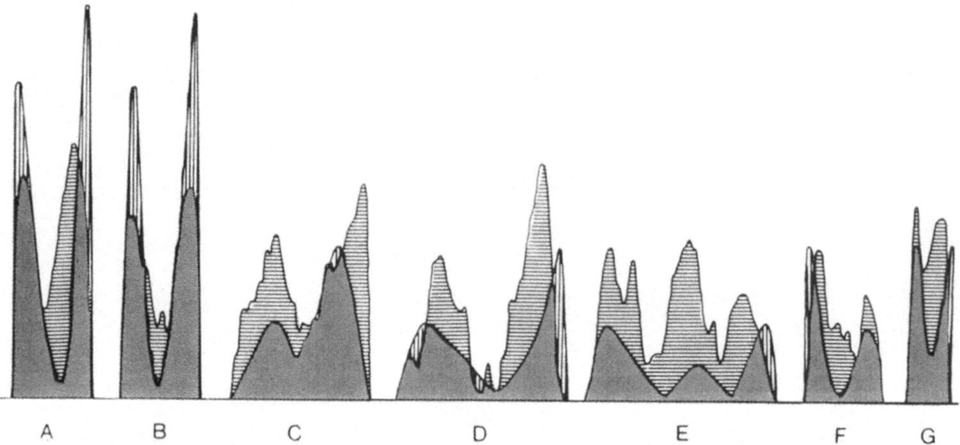

Abb. 23 A—G. Gegenüberstellung von Materialverteilung (densitometrisch bestimmt aus dem Röntgenbild der Unterkieferhälfte Nr. 4) und Beanspruchungsverteilung (abgeleitet aus dem Isochromatenbild) entlang den Meßstrecken A—G (vgl. Abb. 22, 24). Diagramme der Materialverteilung horizontal. Diagramme der Beanspruchungsverteilung vertikal schraffiert. Links caudal, rechts cranial

sprechende Beanspruchungsanstieg. Beanspruchungs- und Materialminima, sowie deren caudale und mittlere Maxima liegen ungefähr auf gleicher Höhe der Meßstrecke.

Diagramm F: Im Bereich des caudalen Druckbündels zeigt sich eine gute Anpassung der vorhandenen Materialmenge an die auftretende Beanspruchung. Das folgende Materialminimum im Bereich der Collummitte übersteigt die lokale Beanspruchungsgröße und erscheint nach cranial versetzt. Anstieg und Abfall der Materialmenge des cranialen Zugbündels erfolgt synchron mit der auftretenden Beanspruchung. Die hier vorhandene Knochensubstanzmenge übertrifft jedoch das auftretende Beanspruchungsmaximum.

Diagramm G: Auch hier ist auf der gesamten Meßstrecke ein Materialüberschuß zu verzeichnen. Die Diskrepanz zwischen Materialmenge und Beanspruchungsgröße ist besonders im mittleren Bereich der Meßstrecke ausgeprägt. Außerdem ist hier das Beanspruchungsminimum in Höhe der Collummitte gegenüber dem Materialminimum nach cranial verschoben.

Geht man von der Voraussetzung aus, daß bei Berücksichtigung eines gewissen Sicherheitsfaktors zwischen der vorhandenen Materialmenge und der lokalen Beanspruchungsgröße eine Proportionalität besteht, kann zusammenfassend festgestellt werden: Die Beanspruchung des caudalen Druck- und cranialen Zugbündels des Corpus mandibulae übersteigt bei weitem die für die vorhandene Materialmenge zulässigen Größen. Sämtliche Bereiche im Angulus und weiter dorsal zeigen dagegen einen beträchtlichen Materialüberschuß. Eine gute quantitative Übereinstimmung von Material und Beanspruchung ist im Collum feststellbar. Sämtliche Materialminima, auch die der Meßstrecken A und B übersteigen das für die auftretende Beanspruchungsgröße erforderliche Maß. Die Gipfel und Täler der Material- und Beanspruchungsverteilung liegen, abgesehen von kleinen Verschiebungen, auf gleicher Höhe der entsprechenden Meßstrecken.

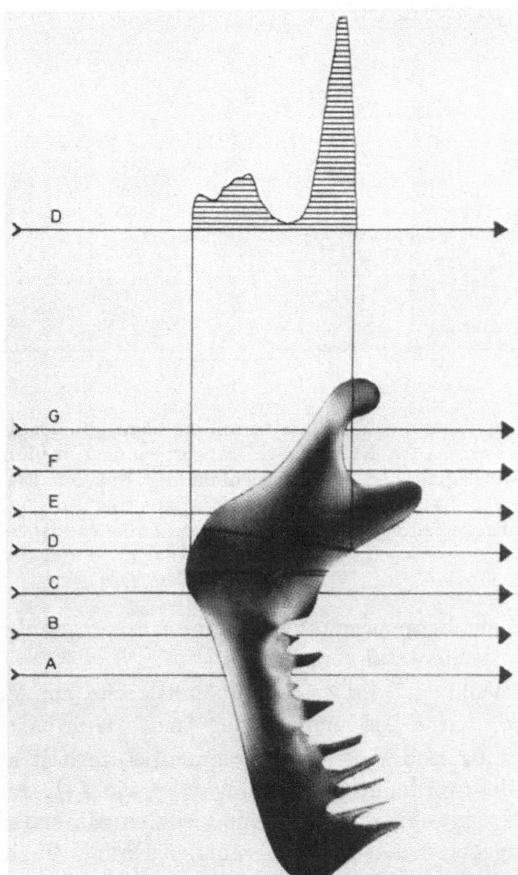

Abb. 24. Photographisches Trajektorienbild analog dem Röntgenbild der Unterkieferhälfte Nr. 3 mit eingezeichneten Meßstrecken A—G. Für Meßstrecke D ist die Dichtekurve abgebildet

2. Vergleiche zwischen der Beanspruchungsverteilung des Trajektorienbildes und der Materialverteilung des Röntgenbildes. Die quantitative Auswertung des Trajektorienbildes zu Unterkieferhälfte Nr. 3 erfolgte nach der in Abb. 24 erläuterten Methode. Die densitometrisch ermittelten Einzeldiagramme wurden nach Festlegung eines geeigneten Maßstabes mit den Diagrammen der Materialverteilung verglichen (Abb. 25).

Diagramm A: Im Bereich des caudalen Druck- und cranialen Zugbündels findet sich eine sehr gute Übereinstimmung der Materialmenge mit der Beanspruchungsgröße. Demgegenüber liegt in Höhe des Mandibularkanals mehr Material als nach der hier auftretenden Beanspruchung erforderlich scheint.

Diagramm B: Auch hier zeigt sich eine gute Anpassung der Materialgipfel an die Beanspruchungsmaxima. Die letztgenannten liegen um ein geringes höher. Dagegen findet sich im mittleren Bereich der Meßstrecke wieder ein Material-

4*

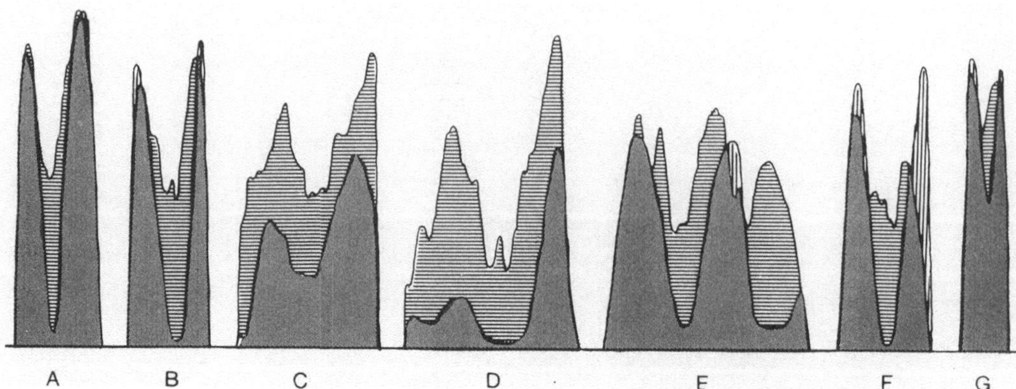

Abb. 25 A—G. Gegenüberstellung von Materialverteilung (densitometrisch bestimmt aus dem Röntgenbild der Unterkieferhälfte Nr. 4) und Beanspruchungsverteilung (densitometrisch bestimmt aus dem photographischen Trajektorienbild der Abb. 14, 24) entlang den Meßstrecken A—G (vgl. Abb. 2, 24). Diagramme der Materialverteilung horizontal, Diagramme der Beanspruchungsverteilung vertikal schraffiert. Links caudal, rechts cranial

überschuß. Das craniale Beanspruchungsmaximum ist gegenüber dem cranialen Materialgipfel etwas nach cranial verschoben.

Diagramm C: Obwohl auf der gesamten Meßstrecke ein Materialüberschuß zu verzeichnen ist, verlaufen An- und Abstieg beider Kurven nahezu synchron.

Diagramm D: Im Bereich des Angulussegmentes verhält sich die Materialmenge zur lokalen Beanspruchungsgröße ungefähr wie 4:1. Auch in Höhe des Foramen mandibulae zeigt sich eine Differenz zwischen Materialmenge und Beanspruchungsgröße. Dagegen erscheinen die cranialen Gipfel, die die Materialmenge und Beanspruchungsgröße des Zugbündels verkörpern, einander besser angepaßt.

Diagramm E: Im Bereich des cranialen Druckbündels findet sich eine sehr gute Übereinstimmung der Materialmenge mit der Beanspruchungsgröße. Das folgende Beanspruchungstal in Höhe des Basalbogens liegt wesentlich tiefer als das entsprechende Materialminimum. Das mittlere Materialmaximum, das das Hauptbündel verkörpert, ist gegenüber dem mittleren Beanspruchungsgipfel etwas nach caudal verlagert. Auch das zweite Materialtal übersteigt das der lokalen Beanspruchungsgröße erforderliche Maß. Anstieg und Abfall des cranialen Materialgipfels, der das Zugbündel des Proc. muscularis wiedergibt, erfolgen etwas zu früh. Auffallend ist die Differenz zwischen den cranialen Material- und Beanspruchungsmaxima.

Diagramm F: Die Beanspruchungsmaxima, besonders das craniale, sind umgekehrt wie in den vorhergehenden Diagrammen höher gelegen als die vorhandene Materialmenge es zuläßt. Das Materialminimum übersteigt dagegen deutlich das für die lokale Beanspruchung erforderliche Maß.

Diagramm G: Die Materialgipfel des caudalen Druck- und cranialen Zugbündels zeigen eine sehr gute Anpassung an die entsprechenden Beanspruchungsmaxima. Material- und Beanspruchungsminima zeigen dagegen die gleiche Differenz wie in den vorhergehenden Diagrammen.

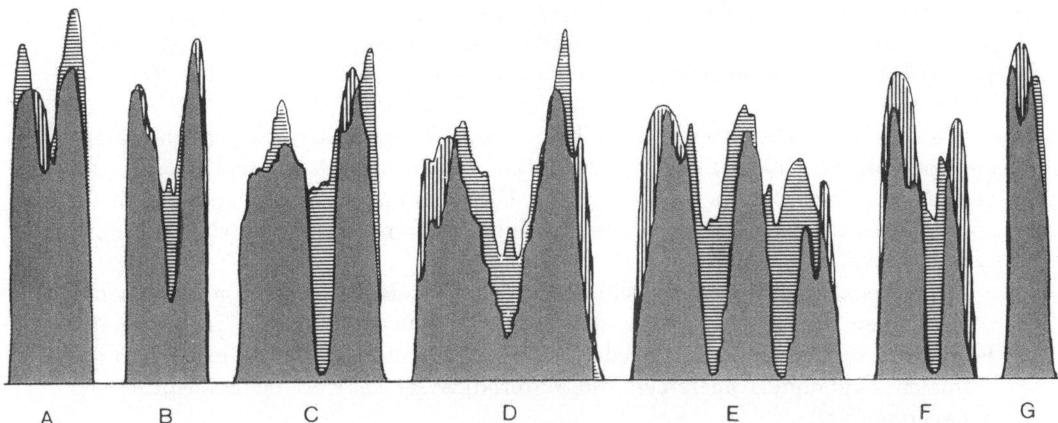

Abb. 26 A—G. Gegenüberstellung von Materialverteilung (densitometrisch bestimmt aus dem Röntgenbild der Unterkieferhälfte Nr. 4) und Beanspruchungsverteilung (densitometrisch bestimmt aus dem photographischen Trajektorienbild des dreidimensionalen Modells der Abb. 15) entlang den Meßstrecken A—G (vgl. Abb. 2, 24). Diagramme der Materialverteilung horizontal, Diagramme der Beanspruchungsverteilung vertikal schraffiert. Links caudal, rechts cranial

Zusammenfassend läßt sich feststellen: Mit Ausnahme der Diagramme B, F und G zeigen sämtliche Materialverteilungskurven gegenüber der entsprechenden lokalen Beanspruchung einen z.T. beträchtlichen Überschuß. In den Meßstrecken B und G übersteigen die auftretenden Beanspruchungsmaxima um ein geringes die für die vorhandene Materialmenge zulässige Größe. Im Diagramm F erscheint diese Abweichung im Bereich des cranialen Zugbündels etwas ausgeprägter. Sämtliche Materialminima übertreffen die für die auftretenden Beanspruchungsgrößen erforderlichen Maße. Die Beanspruchungsmaxima und -minima und deren entsprechende Materialgipfel und -täler liegen alle auf gleicher Höhe der Meßstrecken.

3. Vergleich zwischen der Beanspruchungsverteilung des Trajektorienbildes eines dreidimensionalen Unterkiefermodells und der Materialverteilung des Röntgenbildes. Zur Bestimmung der räumlichen Beanspruchungsverteilung wurde das bereits bei der qualitativen Spannungsanalyse beschriebene Trajektorienbild eines räumlichen Modells herangezogen, dessen Konturen zwar von denjenigen des Röntgenbildes der Unterkieferhälfte Nr. 4 abweichen, dessen Spannungsverläufe aber weitgehend mit denjenigen des ebenen Modells der Unterkieferhälfte Nr. 3 übereinstimmen.

Die densitometrische Analyse erfolgte wieder nach der in Abb. 24 erläuterten Methode. In der Abb. 26 sind die Vergleichsdiagramme der Beanspruchungsverteilung denjenigen der Materialverteilung zur Unterkieferhälfte Nr. 3 gegenübergestellt.

Diagramm A: Die Materialgipfel, die das caudale Druck- und das craniale Zugbündel des Kieferkörpers darstellen, übersteigen leicht die für die lokale Beanspruchung erforderliche Höhe. Das Materialminimum zeigt eine gute Anpassung an die zugehörige lokale Beanspruchungsgröße.

Diagramm B: Die Materialmenge des caudalen Druck- und cranialen Zugbündels ist den auftretenden lokalen Beanspruchungsgrößen sehr gut angepaßt. Im Bereich des Mandibularkanales findet sich dagegen ein beträchtlicher Materialüberschuß.

Diagramm C: Hier erscheint die Differenz zwischen Materialmenge und Beanspruchungsgröße im Bereich des Mandibularkanales noch ausgeprägter. Demgegenüber zeigen die Maxima eine gute Übereinstimmung. Das craniale Beanspruchungsmaximum ist gegenüber dem zugehörigen Materialgipfel etwas nach caudal versetzt.

Diagramm D: Die Beanspruchung im caudalen Bereich steigt gegenüber der vorhandenen Materialmenge zu steil an und fällt zu früh ab. In Höhe des Foramen mandibulae besteht wieder ein Materialüberschuß. Auch im Bereich des cranialen Zugbündels übersteigt die Materialmenge das für die Beanspruchung notwendige Maß.

Diagramm E: Obgleich der Anstieg zum caudalen Beanspruchungsgipfel steiler erfolgt als die vorhandene Materialmenge es zuläßt, zeigen beide Maxima eine gute Übereinstimmung. In Höhe des Basalbogens findet sich dagegen wieder ein beträchtlicher Materialüberschuß. Der mittlere Materialgipfel zeigt gegenüber der entsprechenden Beanspruchungsgröße eine geringe Überhöhung. Die vorhandene Materialmenge im mittleren Bereich des Proc. muscularis übersteigt das für die auftretende Beanspruchung erforderliche Maß. Demgegenüber zeigt der craniale Materialgipfel, der das Zugbündel am ventralen Rand des Proc. muscularis wiedergibt, eine gute Anpassung an das entsprechende Beanspruchungsmaximum. Das craniale und mittlere Beanspruchungsmaximum erscheint gegenüber den entsprechenden Materialgipfeln etwas nach cranial verschoben.

Diagramm F: Auf der gesamten Meßstrecke übersteigt die Beanspruchung die für die vorhandene Materialmenge zulässige Größe. Mit Ausnahme der mittleren Bereiche der Diagramme verlaufen An- und Abstieg beider Kurven nahezu synchron.

Diagramm G: Während das Materialverteilungsdiagramm eine zweigipflige Formation darstellt, liegt im Beanspruchungsdiagramm nur ein Gipfel vor, der die Materialmaxima etwas übersteigt.

Zusammenfassend läßt sich sagen: Die Materialverteilung zeigt, abgesehen von kleinen Differenzen eine gute Anpassung an die Beanspruchungsverteilung. Die caudalen und cranialen Beanspruchungsmaxima, die das Hauptdruck- bzw. Hauptzugbündel verkörpern, übersteigen in den Diagrammen B, F und G um ein geringes die für die vorhandene Materialmenge zulässigen Größen. In den übrigen Diagrammen findet sich gegenüber den lokalen Beanspruchungsgrößen ein Materialüberschuß, der im Bereich des Basalbogens besonders ausgeprägt erscheint. Die Beanspruchungsmaxima und -minima und die entsprechenden Materialgipfel und -täler liegen wieder, abgesehen von einigen unbedeutenden Verschiebungen, auf gleicher Höhe der Meßstrecken.

E. Gegenüberstellung der Vergleichsmethoden

Soll der Unterkieferknochen einen Körper gleicher Festigkeit darstellen, so haben Lage, Form, Ausdehnung und Gipfelhöhe der Vergleichsdiagramme der Material- und Beanspruchungsverteilung dieselben relativen Verhältnisse aufzuweisen. Mit Hilfe der verschiedenen Vergleichsmethoden lassen sich Übereinstimmungen und Abweichungen dieser gegenseitigen Beziehungen deutlich erkennen. Die Gegenüberstellung der angewandten Methoden (Abb. 23 und 25) soll Auskunft geben über deren Identitäten und Differenzen in den entsprechenden Diagrammen. Zudem soll die Beanspruchungsverteilung in einem räumlichen Modell in ihrer Beziehung zur Materialverteilung im Röntgenbild mit den entsprechenden Verhältnissen eines ebenen Modells verglichen werden.

Im Gegensatz zu den Beanspruchungsmaxima des Isochromatenbildes in den Diagrammen A und B sind die entsprechenden Gipfel des Trajektorienbildes der vorhandenen Materialmenge gut angepaßt. In den Tälern derselben Diagramme übersteigt dagegen die vorhandene Materialmenge das für die auftretende Beanspruchung erforderliche Maß. Diese Differenz ist in dem Vergleich der vorhandenen Materialmenge mit der lokalen Beanspruchungsgröße des Isochromatenbildes weniger stark ausgeprägt. Die Gipfel der Beanspruchungsdiagramme A und B des Trajektorien- und Isochromatenbildes und die entsprechenden Materialgipfel stehen im selben relativen Verhältnis ihrer Ausschlaghöhe. In den Diagrammen C übersteigt die vorhandene Materialmenge die für die auftretende Beanspruchung erforderliche Größe. Abgesehen von einer geringen Caudalverschiebung des cranialen Beanspruchungsmaximum, auf der Meßstrecke C des Isochromatenbildes stehen die Gipfel und Täler beider Beanspruchungsdiagramme C nahezu im gleichen relativen Verhältnis ihrer Lage und Ausschlaghöhe. Auch auf der Meßstrecke D finden sich sowohl im Trajektorien- als auch im Isochromatenbild unterschwellige Beanspruchungsgrößen. Der Materialüberschuß ist besonders in der Gegenüberstellung mit der Beanspruchungsverteilung des Trajektorienbildes auffällig und hier besonders im Bereich des Angulussegments ausgeprägt. Das Beanspruchungsminimum des Isochromatenbildes auf der Meßstrecke D ist im Gegensatz zu demjenigen des Trajektorienbildes der vorhandenen Materialmenge sehr gut angepaßt. Die Maxima und Minima der Meßstrecke D liegen im Röntgen-, Trajektorien- und Isochromatenbild, abgesehen von geringen Abweichungen, auf gleicher Höhe. Die Gipfelhöhe des Materialverteilungsdiagramms D und die entsprechenden Isochromatenordnungen stehen im selben relativen Verhältnis. Der caudale Beanspruchungsgipfel des Trajektorienbildes zeigt dagegen eine zu geringe Ausschlaghöhe.

Der caudale und mittlere Beanspruchungsgipfel des Trajektorienbildes auf der Meßstrecke E lassen im Gegensatz zu den Beanspruchungsmaxima des Isochromatenbildes eine gute Anpassung an die vorhandene Knochensubstanzmenge erkennen. Die Differenz zwischen der Materialmenge des Röntgenbildes und der lokalen Beanspruchungsgröße des Trajektorienbildes im Proc. muscularis ist in den entsprechenden Vergleichsdiagrammen E des Röntgen- und Isochromatenbildes nicht so deutlich ausgeprägt. Auch die Beanspruchungsminima des Isochromatenbildes zeigen eine bessere Anpassung an die vorhandene Materialmenge als diejenigen des Trajektorienbildes. Die Gipfel des Röntgen-, Trajektorien- und Isochromatenbildes liegen jedoch ungefähr auf gleicher Höhe der Meßstrecke E. Während die Beanspruchungskurve des Trajektorienbildes entlang der Meßstrecke F Ausschlaghöhen erreicht, die das für die vorhandene Materialmenge zulässige Maß übersteigen, ist im Diagramm F des Isochromatenbildes eine bessere Anpassung der Beanspruchungsverteilung an die Materialverteilung zu verzeichnen. Im mittleren Bereich des Collumansatzes findet sich dagegen mehr Material als nach der hier auftretenden Beanspruchung des Trajektorien- und Isochromatenbildes erforderlich erscheint. In den Vergleichsdiagrammen G zeigt die Beanspruchungsverteilung des Trajektorienbildes eine gute Übereinstimmung mit der vorhandenen Knochensubstanzmenge, während die Beanspruchungsgipfel des Isochromatenbildes die Ausschlaghöhe der Materialverteilungskurve nicht erreichen.

Zusammenfassend läßt sich aus der Gegenüberstellung der Vergleichsmethoden folgendes entnehmen:

1. Im Gegensatz zu den Beanspruchungsmaxima des Isochromatenbildes (Abb. 23) entsprechen diejenigen des Trajektorienbildes (Abb. 25) der im Bereich des Zug- und Druckbündels des Corpus mandibulae vorhandenen Materialmenge (Diagramme A, B).

2. In Höhe des Collum und Collumansatzes (Diagramm F, G) übersteigen die Beanspruchungsmaxima des Trajektorienbildes (Abb. 25) die für die vorhandene Materialmenge zulässigen Größen. Die entsprechenden lokalen Beanspruchungsgrößen des Isochromatenbildes (Abb. 23) liegen dagegen unter der zu erwartenden Höhe.

3. In den übrigen Vergleichsdiagrammen (C, D, E) übersteigen die Ausschläge der Materialverteilungskurven die auftretenden Beanspruchungsgrößen des Trajektorien- und Isochromatenbildes.

4. Die Diskrepanz zwischen den Beanspruchungstälern und Materialminima erscheint in den Vergleichsdiagrammen des Trajektorienbildes (Abb. 25) ausgeprägter als in denjenigen des Isochromatenbildes (Abb. 23).

Abgesehen von diesen quantitativen Differenzen ist die Übereinstimmung der Vergleichsdiagramme beider Methoden als gut zu bezeichnen.

F. Vergleich der Beanspruchungsverteilung in den Trajektorienbildern des ebenen und räumlichen Unterkiefermodells

Die Beanspruchungsverteilung in den Trajektorienbildern des ebenen Unterkiefermodells (Abb. 25) zeigt gegenüber den entsprechenden Verhältnissen des räumlichen Modells (Abb. 26) eine wesentlich schlechtere quantitative Anpassung an die Materialverteilung im Röntgenbild. Zusammenfassend lassen sich aus der Gegenüberstellung der entsprechenden Vergleichsdiagramme folgende Differenzen entnehmen:

1. Die Beanspruchungsmaxima der Diagramme B, C, D, E, F des räumlichen Modells (Abb. 26) lassen gegenüber den entsprechenden Beanspruchungsgipfeln des ebenen Modells (Abb. 25) eine wesentlich bessere Übereinstimmung mit der vorhandenen Materialmenge erkennen.

2. Die Beanspruchungsgipfel der Meßstrecke A im räumlichen Modell (Abb. 26) liegen im Gegensatz zu den entsprechenden Beanspruchungsmaxima des ebenen Modells (Abb. 25) unter der bei der vorhandenen Knochensubstanzmenge zu erwartenden Ausschlaghöhe. Das Beanspruchungstal der Meßstrecke A ist im räumlichen Modell (Abb. 26) dagegen der vorhandenen Materialmenge besser angepaßt als das entsprechende Beanspruchungsminimum im ebenen Modell (Abb. 25).

3. Die Ausschlaghöhe der Beanspruchungsgipfel im Bereich des Collumansatzes des räumlichen Modells (Diagramm F, Abb. 26) steht im Gegensatz zu den entsprechenden Beanspruchungsmaxima des ebenen Modells (Abb. 25) in einem relativen Verhältnis zu der vorhandenen Materialmenge.

G. Beschreibung der Spongiosastruktur des Unterkiefers

Zur Analyse der Spongiosastruktur des Unterkiefers wurden 6 macerierte Präparate in verschiedenen Ebenen aufgesägt und in 5 mm dicke Schnitte zerlegt. Wegen der Ähnlichkeit der Unterkieferhälften Nr. 3, Nr. 4 und Nr. 5 in Form und Bezahnung, wurden deren Transversal- und Sagittalschnitte ausgewählt und zum Vergleich mit den räumlichen Spannungsverhältnissen des Unterkiefermodells herangezogen. Die durchlaufend numerierten Schnittserien liegen in den im Trajektorienbild (Abb. 16) angezeichneten Ebenen.

1. Die Spongiosastruktur in Transversalschnitten der Unterkieferhälfte Nr. 4. In der transversalen Schnittserie 1 (Abb. 17), die in Höhe des Eckzahnes und des 1. Prämolaren liegt, dominiert ein deutlich ausgeprägtes, horizontal verlaufendes Bälkchensystem, das die orale mit der vestibulären Corticalis verbindet. Die einzelnen Bälkchen dieses Systems stehen durch zarte Längsbrücken in Verbindung, wodurch die Markräume ein wabenförmiges Aussehen erhalten. Die länglich runden Spongiosamaschen nehmen nach cranial hin erheblich an Dichte zu. Im caudalen Bereich finden sich Spongiosabälkchen, die parallel der oralen und vestibulären Außenkontur verlaufen. Die orale Corticalis erscheint etwas dicker als die vestibuläre.

Die zweite transversale Schnittserie (Abb. 17) zeigt die Spongiosastruktur in Höhe des zweiten Prämolaren. Hier erscheint das Maschenwerk größer, dichter und weniger klar ausgerichtet als in der ersten Schnittserie. Ein Ordnungsprinzip ist nur bei genauer Betrachtung zu erkennen. Die orale und vestibuläre Compacta stehen durch unregelmäßige Querbrücken in Verbindung. Zahlreiche zarte Längscommissuren verleihen den Querschnitten ein ungleichmäßiges, wabenförmiges Aussehen. Unterhalb des Mandibularkanales sind Bälkchen zu erkennen, die parallel den Außenkonturen verlaufen. Die orale und vestibuläre Corticalis erscheinen ungefähr gleich stark dimensioniert.

Die dritte transversale Schnittserie (Abb. 17) liegt in Höhe des ersten und zweiten Molaren. Auffallend sind die rarefizierten Bereiche unterhalb des Mandibularkanales und die dichter strukturierten Zonen im Alveolarfortsatz. Bei genauer Betrachtung läßt sich auch hier ein geordnetes Bälkchensystem erkennen. In Höhe des fehlenden ersten Molaren zeigt der Alveolarfortsatz ein dicht gedrängtes Spongiosasystem, das in nahezu horizontalem und nach craniovestibulär ansteigendem Verlauf die orale Compactalamelle mit der vestibulären verbindet. Zarte Längsbrücken und Commissuren lassen bei der oberflächlichen Betrachtung dieses Spongiosasystem als ungeordnet erscheinen. In Höhe des zweiten Molaren ist dieses Spongiosamuster etwas deutlicher ausgeprägt und verläuft hier nicht horizontal, sondern von cranio-oral nach caudo-vestibulär leicht abfallend, jedoch senkrecht zur Zahnachse. Auch dieses Spongiosabündel wird von wenigen zarten Längsbälkchen durchkreuzt. Die vestibuläre Compactalamelle erscheint wesentlich kräftiger als die orale.

Die vierte Schnittserie (Abb. 17) gibt einen Überblick über die Spongiosastrukturen in Höhe des zweiten und dritten Molaren. Die Alveole des zweiten
Molaren ist von einem kegelartig angeordneten Bälkchensystem umgeben. Die
Komponenten dieses Systems verlaufen in Zahnhalshöhe horizontal, mit Annäherung zum Alveolenboden werden sie stärker nach caudal abgelenkt. Die
dichten Spongiosastrukturen im Interdentalbereich und unter der mesialen Wurzel
des Weisheitszahnes zeigen einen von caudo-oral nach cranio-vestibulär ansteigenden Verlauf, der von zarten Commissuren senkrecht durchkreuzt wird.
Die rarefizierten Bereiche unterhalb des Alveolarfortsatzes werden von einigen
Lamellen durchzogen, die ebenfalls von caudo-oral nach cranio-vestibulär verlaufen und von wenigen Bälkchen senkrecht durchkreuzt werden. Auch hier
erscheint die vestibuläre Corticalis kompakter als die orale. Es ist auffallend,
daß der Mandibularkanal im Gegensatz zu seiner Lage in der ersten Schnittserie nach oral verlagert ist.

Die fünfte Schnittserie (Abb. 17), die in Höhe des Weisheitszahnes liegt,
zeigt im Prinzip die gleiche Spongiosastruktur wie die vierte Serie, die Spongiosalamellen sind jedoch markanter ausgerichtet.

Die sechste transversale Schnittserie (Abb. 17) durchschneidet das Trigonum
retromolare. Beide Schnitte lassen deutlich zwei Spongiosasysteme erkennen.
Ein System, das sich in der caudalen Schnitthälfte erstreckt, besitzt kräftige,
leicht nach vestibulär ansteigende Lamellen, die die orale mit der vestibulären
Compacta verbinden. Unterhalb des Mandibularkanales erstreckt sich ein zweites
System, dessen Bälkchen nahezu parallel der vestibulären Corticalis verlaufen
und von zarten Querbrücken im rechten Winkel durchkreuzt werden. Die vestibuläre Corticalis erscheint dicker als die orale.

Die transversalen Schnittserien 8, 9, 11 und 12 (Abb. 17, 18), die in Höhe
des Kieferwinkels und des Muskelfortsatzes liegen, zeigen im Prinzip die gleiche
Spongiosaarchitektur. Auffallend ist ein deutlich strukturiertes Spongiosabündel
in den cranialen Schnitthälften, dessen Komponenten parallel der cranio-oralen
Außenkontur ausgerichtet sind und von spärlichen Querbrücken und Commissuren rechtwinklig durchkreuzt werden. Im Bereich des äußeren Kieferwinkels
erkennt man eine verdichtete Spongiosastruktur, deren Lamellen jedoch ebenfalls von caudo-oral nach cranio-vestibulär ansteigend verlaufen und von wenigen
Querbrücken rechtwinklig gekreuzt werden. Die vestibuläre Corticalis ist etwas
kompakter gestaltet als die orale.

Die beiden Transversalschnitte der Serie 13 (Abb. 18) geben Auskunft über
die Spongiosaverläufe im Collum und Collumansatz. Auf beiden Schnittflächen
ist deutlich eine diagonal, von caudo-vestibuläre nach cranio-oral ausgerichtete
Struktur zu erkennen, die von wenigen zarten Bälkchen rechtwinklig durchkreuzt wird. Die Corticalis ist relativ dick und kompakt.

Auf den transversalen Schnittbildern des Gelenkkopfes (Serie 14, Abb. 18)
dominiert eine vertikale Lagerung der Spongiosalamellen, die auf die Kontur der
Gelenkflächen senkrecht auftreffen. Diese werden von horizontal verlaufenden
Querbrücken und Commissuren durchkreuzt, die nicht so deutlich ausgeprägt
und zarter erscheinen. Die länglich runden, engen Maschen sind mit ihrer Längsachse senkrecht gegen die Caputkontur gerichtet. Die Corticalis erscheint wesentlich dünner und zarter als die der übrigen Kieferteile.

2. Die Spongiosaarchitektur in Horizontalschnitten der Unterkieferhälfte Nr. 5.
Auch in den horizontalen Schnittserien des Gelenkkopfes (Serie 15, 16, Abb. 18)
überwiegt ein dichtes, vertikal gelagertes Bälkchensystem, das von undeutlich
strukturierten, zarten Querbrücken durchkreuzt wird.

An horizontalen Schnitten des Ramus ascendens (Serie 17, 18, Abb. 19)
dominiert eine Spongiosastruktur, deren Bälkchen vom bukko-ventralen Rand
des Proc. coronoideus zur dorso-oralen Corticalislamelle verlaufen. Die Bälkchen
werden von zarten Commissuren rechtwinklig durchkreuzt. Dorsal vom Foramen
mandibulae und im Collumansatz erkennt man bei genauer Betrachtung ein
Bälkchensystem, das die orale mit der buccalen Compacta verbindet. Die Corticalislamelle am ventralen Rand des Proc. coronoideus ist bedeutend dicker gestaltet als die orale und buccale Compacta des Ramus ascendens.

Die horizontale Schnittserie 19 (Abb. 19), die durch den Alveolarfortsatz
führt und in Höhe des Foramen mandibulae liegt, zeigt eine unterschiedliche
Dichteverteilung der Spongiosastrukturen. Im Angulussegment kommt ein relativ
zartes, aber außerordentlich dichtes Spongiosasystem zur Darstellung, dessen
Bälkchen von dorso-oral nach ventro-buccal verlaufen, und von wenigen Commissuren rechtwinklig durchkreuzt werden. Nach ventral hin schließt sich ein
rarefizierter Bereich an, der von einer relativ dicken Corticalislamelle umgeben
ist. Von der oralen Corticalis gehen einige zarte, aber langgestreckte Knochenbälkchen in bucco-ventraler Richtung ab und strahlen in die gegenüberliegende
Compacta ein. Im Alveolarfortsatz kommt wieder eine dichte und relativ grobe
Spongiosastruktur zur Darstellung, deren Bälkchen, sich unregelmäßig kreuzend
und radiär verlaufend, die orale mit der vestibulären Corticalislamelle verbinden.
Wieder andere Bälkchen berühren die Alveolenseitenwände und inserieren an den
gegenüberliegenden Kieferwandungen.

Die Schnittserie 20 (Abb. 19) liegt in Höhe und dicht unterhalb der Wurzelspitzen der Zähne. Die Dichteverteilung der Spongiosa entspricht im Prinzip derjenigen aus Serie 19. Die Corticalislamelle im Bereich des Angulussegmentes
erscheint kompakter, die Spongiosastruktur dichter, jedoch nicht weniger deutlich ausgeprägt als in Serie 19. Die Verlaufsrichtung der Spongiosazüge im
Angulussegment wechselt allmählich mit Annäherung an die caudale Compacta
in eine bogenförmige von dorso-oral nach ventro-buccal verlaufende Richtung bis
die Bälkchenzüge in Serie 21 (Abb. 19) nahezu parallel der vestibulären Corticalis gerichtet sind. In der nach ventral sich anschließenden rarefizierten Zone
kommen nur einige zarte, nahezu parallel der Außenlamelle gerichtete und von
zarten Commissuren rechtwinklig durchkreuzte Züge zur Darstellung. Im und
unter dem Alveolarfortsatz erscheint wieder ein Netz von schrägen, sich kreuzenden und die Corticalislamellen verbindenden Bälkchenzügen.

In den Knochenschnitten zur Serie 21 (Abb. 19) kommt ein vom Angulussegment bis zum Alveolarfortsatz durchlaufendes, parallel den Außenkonturen
gerichtetes Spongiosasystem zur Darstellung, das von zarten Querbrücken rechtwinklig durchkreuzt wird.

Die Transversalschnitte 7 (Abb. 17) und 10 (Abb. 17), die durch den Angulus
mandibulae bzw. den Proc. muscularis verlaufen, haben eine von den übrigen
Transversalschnitten abweichende Schnittebene (Abb. 16). Schnitt 7 zeigt nur im
Angulussegment ein deutlich strukturiertes Spongiosasystem, dessen Bälkchen an

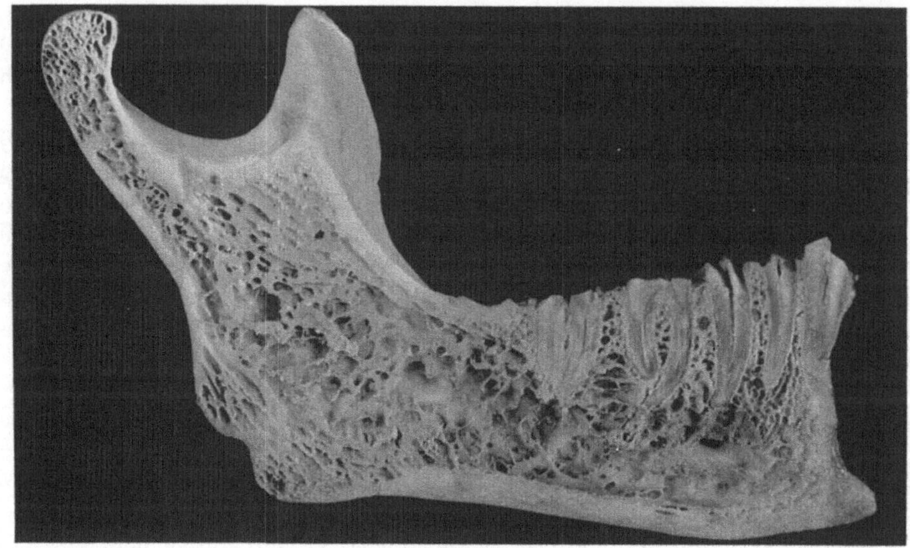

Abb. 27. Laterale Schnitthälfte der Unterkieferhälfte Nr. 3

der oralen Corticalislamelle entspringen und bogenförmig der caudalen Außenkontur folgend zur vestibulären Compacta ziehen.

Im Schnitt 10 kommen einige zarte, langgestreckte Spongiosabälkchen zur Darstellung, die parallel der oralen Außenkontur des Proc. muscularis verlaufen.

3. Die Spongiosastruktur in einem Sagittalschnitt der Unterkieferhälfte Nr. 3. In den Abb. 27. 28 kommen die Schnittflächen der in sagittaler Ebene aufgesägten Unterkieferhälfte Nr. 3 zur Darstellung.

Die Spongiosa des Gelenkköpfchens zeigt einen Wabenaufbau von sehr unregelmäßiger Form. Bemerkenswert ist jedoch, daß die Mehrzahl der offenen Spongiosawaben einen Boden besitzen und durchbrochene Lichtungen selten vorkommen. An Schliffpräparaten des Gelenkköpfchens beobachtet man umfangreiche in der Sagittalebene gelegene Lamellen. Die Corticalis des Köpfchens besitzt teilweise nur die Dicke der Spongiosabälkchen, sie nimmt am Collum und Collumansatz jedoch stark an Umfang zu. Hier verlaufen die sichtbaren Spongiosabälkchen größtenteils parallel zu der dorsalen Collumkontur und werden von zarten Commissuren rechtwinklig durchkreuzt. Am Ansatz des Muskelfortsatzes erscheint ein regelmäßig angeordnetes Spongiosasystem, dessen Elemente sich in Form durchlaufender Lamellen schräg von caudo-oral nach cranio-buccal erstrecken. Unterhalb des Angulus internus beobachtet man eine Reihe von durchschnittenen, schuppenförmigen Plättchen mit unregelmäßiger Form. Bei genauer Betrachtung erkennt man jedoch einige radiär vom inneren zum äußeren Kieferwinkel gerichtete Spongiosabälkchen. Im Angulussegment dominiert eindeutig strukturiertes Spongiosasystem, dessen zarte Lamellen von der dorsalen Corticalis entspringen, parallel zu der Außenkontur verlaufen und in die caudale Corticalis des Kieferkörpers einstrahlen. Die Compacta des äußeren Kieferwinkels

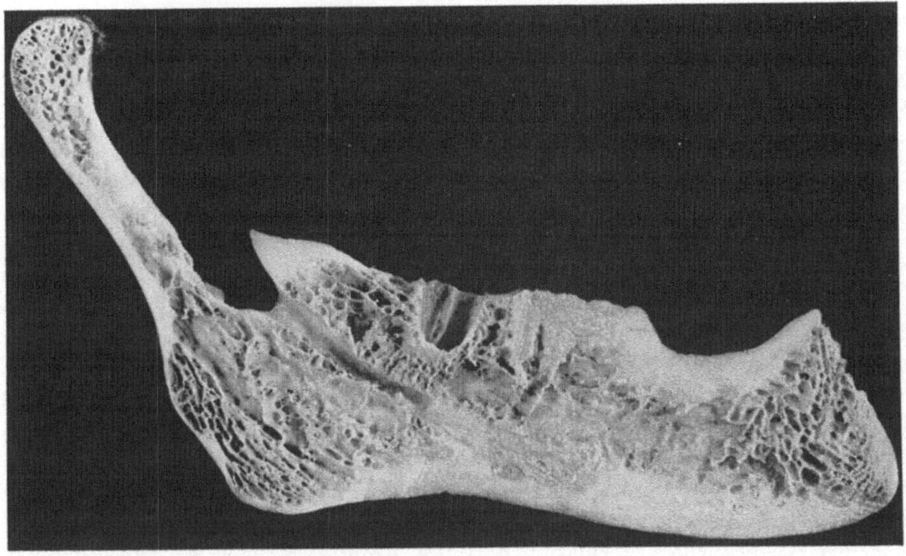

Abb. 28. Mediale Schnitthälfte der Unterkieferhälfte Nr. 3

ist auffallend dünn gestaltet. Im Alveolarfortsatz kommt ein System von zarten, horizontal ausgerichteten Bälkchen zur Darstellung, die die Alveolen verbinden, die interradikulären Septen durchziehen und von Querbrücken rechtwinklig durchkreuzt werden. Bei genauer Betrachtung erkennt man Spongiosalamellen, die von den Zahnwurzelspitzen bogenförmig nach caudo-dorsal verlaufen. Unterhalb des Alveolarfortsatzes zeigen sich einige rarefizierte Bezirke mit wenigen schuppenförmigen, unregelmäßigen Spongiosaplättchen. Die caudale Corticalis des Kieferkörpers ist wesentlich kompakter als die der übrigen Kieferteile.

Die Analyse der Schnittserien ermöglicht die Konstruktion des folgenden dreidimensionalen Spongiosasystems:

Von der Gelenkfläche des Caput mandibulae ausgehend erstreckt sich ein feinstrukturiertes Lamellensystem parallel zu der dorsalen Begrenzung des Gelenkfortsatzes. Seine Komponenten verlaufen im Gelenkköpfchen parallel zu der Sagittalebene und werden von weniger streng ausgerichteten, parallel zu der Horizontalebene ziehenden Commissuren und Spongiosaplättchen durchkreuzt. Je mehr sich dieses System dem Ansatz des Proc. muscularis nähert, desto stärker werden die Spongiosalamellen in eine Ebene abgelenkt, die sich von cranio-oral nach caudo-buccal erstreckt. Auch die Querverbindungen ändern ihre Verlaufsrichtung so, daß die rechtwinkelige Kreuzung mit dem Lamellensystem erhalten bleibt. In Höhe des Muskelfortsatzes gehen die letztgenannten, wenig streng strukturierten Commissuren in das sehr markant ausgebildete Lamellensystem des Proc. muscularis über. Dessen Komponenten verbinden die ventro-buccale mit der oralen Corticalis. Die Längsachse der Lamellen verläuft nahezu parallel zu der dorsalen Kontur des Gelenkfortsatzes und die Ebene der Lamellen ist schräg von cranio-buccal nach caudo-oral ausgerichtet. In dem Maße der Annäherung dieses Plattensystems zum Angulussegment, wird die transversale, schräge Lage der

Spongiosaplatten zur Horizontalen hin abgelenkt. Das von cranio-oral nach caudo-buccal ausgerichtete Lamellensystem des Gelenkfortsatzes strahlt mit einigen zarten Ausläufern in den Muskelfortsatz ein und verbindet diese Spongiosaplatten unter rechtwinkliger Kreuzung. Auch die beschriebenen Spongiosaelemente unterhalb des Foramen mandibulae und des Kanales werden von Verbindungsbälkchen und -platten, deren Längsachse senkrecht auf den Komponenten des Lamellensystemes steht, durchkreuzt. An der dorsalen Compacta des Gelenkfortsatzes entspringt ein Bündel von Spongiosalamellen, die parallel zu der dünnen, gekrümmten, dorsal- bzw. caudo-buccalen Corticalis des äußeren Kieferwinkels verlaufen. Sie durchziehen das Angulussegment in dichter Formation und inserieren z.T. an der kompakten, caudo-buccalen und caudo-oralen Corticalis des Kieferkörpers. Die restlichen Lamellen ziehen oberhalb der caudalen Compacta des Kieferkörpers, wobei sie allmählich in eine von caudo-oral nach cranio-buccal geneigte Ebene abgelenkt werden. Diese halbröhrenförmigen Spongiosastrukturen des Angulussegmentes werden von vereinzelten Verbindungsbälkchen im rechten Winkel durchkreuzt. Auffällig ist eine kräftige Spongiosalamelle, die die dorsale Corticalis des Gelenkfortsatzes mit der caudalen Corticalis des Kieferkörpers verbindet und die Architektur des Angulussegmentes von der des Ramus ascendens trennt. Sie ist parallel dem Mandibularkanal angeordnet und halbröhrenförmig entsprechend der caudalen Corticaliskrümmung des Angulussegmentes ausgebildet. Auch an der Basis des Alveolarfortsatzes finden sich Spongiosaplatten, deren Längsachsen parallel der Sagittalen verlaufen, und die von cranio-buccal nach caudo-oral geneigt, die laterale mit der medialen Compacta verbinden. Sie strahlen in Höhe des Trigonum retromolare ohne Unterbrechung in das Lamellensystem des Proc. muscularis ein. Im Praemolaren- und Frontzahnbereich ist diese Struktur nahezu horizontal ausgerichtet. Die Alveolen sind von kegelartig angeordneten Spongiosastützen umgeben, wobei die Bälkchen die dem Zahnhals am nächsten liegen, immer einen nahezu horizontalen Verlauf zeigen. In den Interdentalsepten finden sich horizontale und vertikale Spongiosaplättchen. Die Letztgenannten verbinden von dorso-lateral nach ventro-medial verlaufend, die orale mit der vestibulären Kieferwandung. Sie werden von Bälkchen, die nach dorso-medial ziehen, senkrecht durchkreuzt. Unter diesen findet man auch tangentiale Spongiosabälkchen, die die Alveolenseitenwände berühren und an den gegenüberliegenden Corticaliswandungen inserieren. Bemerkenswert sind Spongiosaelemente, die zuweilen von den Wurzelspitzen aus bogenförmig nach caudo-dorsal verlaufen und in die Architektur des Kieferkörpers übergehen.

H. Gegenüberstellung der Spongiosaarchitektur des Unterkiefers und der spannungsoptisch ermittelten Trajektorienverläufe im dreidimensionalen Unterkiefermodell

Die Gegenüberstellung der beschriebenen Modell- und Präparatschnitte gibt reichlich Auskunft über den Einfluß der mechanischen Funktion auf das Knochengewebe des Unterkiefers. Findet die mechanische Bedeutung der Spongiosaarchitektur ihre Begründung in einem biegungsfreien und somit axial beanspruchten Fachwerk, so sollten sich gute Übereinstimmungen der Ausrichtung der Spongiosastrukturen und der Spannungstrajektorien im entsprechend belasteten, dreidimensionalen, homogenen Vergleichskörper nachweisen lassen.

Die transversalen Modell- und Präparatschnitte in Höhe des Eckzahnes und des ersten Prämolaren zeigen weitgehende Übereinstimmungen (Schnitt 1, Abb. 17). Die morphologischen Korrelaten der sekundären Zugspannungstrajektorien in der cranialen Hälfte des Modellschnittes sind in Form horizontal gelagerter Spongiosaplatten erkennbar. Das Hauptdruckspannungssystem spiegelt sich in dieser Höhe dagegen nur in spärlichen, nahezu vertikal verlaufenden Commissuren wieder. Das Gegenstück zu dem Hauptdruckspannungssystem der caudalen Schnitthälfte findet man in den Spongiosaplatten wieder, die parallel zu der caudo-medialen und caudo-lateralen Außenkontur ziehen. Einige dieser Elemente verbinden in fast horizontalem Verlauf die buccale mit der lingualen Corticalis. Die sekundären Zugspannungen der caudalen Hälfte werden durch wenige senkrecht auf die caudo-buccale und caudo-orale Corticalis auftreffenden Spongiosabälkchen verkörpert. Auch die verdickten Außenbezirke des Modellschnittes stimmen mit den ungefähr gleich breiten Corticalislamellen überein.

Die Modell- und Präparatschnitte in Höhe des zweiten Prämolaren zeigen beide eine undeutlich strukturierte Architektur (Schnitt 2, Abb. 17). Das Äquivalent der Druckspannungstrajektorien der caudalen Schnitthälfte zeigt sich ähnlich wie in der vorhergehenden Schnittserie in Form von Bälkchen, die parallel zu den caudalen Außenkonturen verlaufen. Die im Modellschnitt nur bei genauer Betrachtung zu erkennenden, fast horizontal ausgerichteten sekundären Zugspannungstrajektorien werden durch Bälkchen verkörpert, die die orale mit der vestibulären Compacta verbinden. Das Gegenstück zu den verdichteten Außenbezirken des Trajektorienbildes erkennt man in der Corticalis des Knochenschnittes wieder.

Die vestibuläre Corticalis in Höhe des ersten und zweiten Molaren (Schnitt 3, Abb. 17) erscheint entsprechend der verdichteten vestibulären Randzone der Modellschnitte wesentlich breiter als die orale. Auch die morphologischen Korrelate der caudalen Druckspannungstrajektorien, die nahezu horizontal verlaufen, z. T. auch leicht nach cranio-vestibulär ansteigen, sind deutlich zu erkennen. Ein Äquivalent der cranialen Spannungstrajektorien ist in der dritten Schnittserie nur bei genauester Betrachtung feststellbar. Die Komponenten des Hauptzugspannungssystems steigen nach cranio-vestibulär an, während die entsprechenden Spongiosazüge größtenteils horizontal verlaufen.

In der vierten Schnittserie (Abb. 17) ist eine bessere Übereinstimmung der letztgenannten Zugspannungstrajektorien mit den Spongiosabälkchen zu verzeichnen. Auffallend ist das Überwiegen der horizontal verlaufenden Spongiosaelemente und die spärliche Ausbildung der vertikalen Komponenten.

Auch in Höhe des Weisheitszahnes (Schnitt 5, Abb. 17) spiegelt sich die unterschiedliche vestibuläre und orale Corticalisdicke in den entsprechend verdichteten Randzonen des transversalen Modellschnittes wieder. Das Gegenstück zu den sekundär bedingten Zugspannungstrajektorien der cranialen und mittleren Bereiche des Modellschnittes findet man in den von der oralen zur vestibulären Corticalis schräg nach cranio-vestibulär ansteigenden Spongiosalamellen. Diese zeigen jedoch einen etwas steileren Verlauf als die entsprechenden Trajektorien. Vermißt wird wiederum ein Äquivalent des cranialen und mittleren Druckspannungssystemes. Das caudale Trajektoriensystem wird durch einige spärliche, nahezu horizontal und vertikal ausgerichtete Spongiosabälkchen verkörpert.

In Höhe des Trigonum retromolare (Schnitt 6, Abb. 17) erscheint die vestibuläre Randzone weniger stark verdichtet als die entsprechende Corticalisdicke erwarten läßt. Eine sehr gute Übereinstimmung findet man dagegen in dem Muster der Zugspannungstrajektorien und der horizontalen Spongiosalamellen in der cranialen Hälfte des Modell- und Knochenschnittes. Die morphologischen Korrelate der Druckspannungstrajektorien, die in der cranialen Schnitthälfte vermißt werden, sind unterhalb des Mandibularkanales sehr gut ausgebildet. Hier findet man auch eine sehr gute Übereinstimmung der Zugspannungstrajektorien mit den entsprechend ausgerichteten Spongiosabälkchen.

Die Corticalis der Schnittserie 7 (Abb. 17) zeigt eine gute Anpassung an die äußeren verdichteten Randzonen des Modellschnittes. Auch die Druckspannungstrajektorien im caudalen Schnittbereich lassen eine sehr gute Übereinstimmung mit den entsprechenden Spongiosastrukturen erkennen. Die Spongiosaelemente im und oberhalb des Mandibularkanales zeigen keine Anpassung an das Trajektorienmuster des Modellschnittes.

Die Spongiosastrukturen der transversalen Schnittserien durch den Muskelfortsatz (Schnitt 8, 9, 11, 12, Abb. 17, 18) sind den Spannungsverhältnissen in den entsprechenden Modellschnitten sehr gut angepaßt. Die Zugspannungstrajektorien im caudalen und mittleren Bereich werden durch zarte Spongiosalamellen verkörpert. Die Spongiosabälkchen und -plättchen, die dieses Zugspannungssystem rechtwinklig durchkreuzen, stellen ein Äquivalent der sekundär bedingten Druckspannungstrajektorien dar. Auch die morphologischen Korrelate des caudalen Druckbündels, das von caudo-oral nach cranio-vestibulär verläuft, sind deutlich ausgebildet. Das Gegenstück zu den sekundär bedingten caudalen Zugspannungstrajektorien ist nur spärlich vorhanden oder fehlt ganz. Der kompakte craniale Knochenkamm des Muskelfortsatzes ist als morphologische Korrelate der verdichteten cranialen Bereiche der Modellschnitte zu betrachten. Ein Äquivalent der oralen und vestibulären Corticalis wird in den Trajektorienbildern vermißt.

In Schnitt 10 (Abb. 17) kommt die gute Anpassung der Spongiosaelemente des Muskelfortsatzes an dessen Zugspannungstrajektorien zum Ausdruck.

Die Corticalisdicke in Höhe des Collumansatzes (Schnitt 13, Abb. 18) zeigt eine gute Übereinstimmung mit den verdichteten Randzonen des transversalen Modellschnittes. Auch die Ausrichtung der Druck- und der senkrecht kreuzenden Zugspannungstrajektorien deckt sich mit der der Spongiosaelemente.

Sehr markant sind die morphologischen Korrelate des Trajektoriensystems im Gelenkköpfchen ausgebildet. Das Äquivalent der Druckspannungstrajektorien zeigt sich in Form von sagittal verlaufenden Lamellensystemen, während die Zugspannungstrajektorien durch weniger regelmäßig ausgebildete, jedoch meist rechtwinklig kreuzende Spongiosabälkchen verkörpert sind (Schnitt 14, 15, 16, Abb. 18).

Auch das Spongiosamuster der horizontalen Knochenschnitte des Ramus ascendens deckt sich z.T. sehr gut mit den Spannungssystemen der entsprechenden Modellschnitte (Schnitt 17, 18, 19, Abb. 19). Das morphologische Gegenstück der Zugspannungstrajektorien findet man in den regelmäßig ausgebildeten

Spongiosalamellen. Die sekundär bedingten, rechtwinklig kreuzenden Druckspannungstrajektorien werden durch zarte Commissuren verkörpert. Auch die morphologischen Korrelate des Hauptdruckspannungssystems im dorsalen Bereich der horizontalen Modellschnitte zeigen sich in Form dicht gelagerter Lamellen, die von dorso-oral nach ventro-buccal verlaufen und an den gegenüberliegenden Corticalislamellen inserieren. Das Gegenstück zu den rechtwinklig kreuzenden, sekundär bedingten Zugspannungstrajektorien ist in wenigen zarten Spongiosabälkchen erkennbar. Die Dicke der Corticalislamellen entspricht nicht überall den verdichteten Randbezirken der Modellschnitte.

Das dicht strukturierte Lamellensystem im dorso-caudalen Bereich des Ramus ascendens, das von dorso-oral nach ventro-buccal, z.T. auch parallel zu der buccalen Außenkontur verläuft, zeigt eine gute Anpassung an das Druckspannungssystem der Modellschnitte 20 und 21 (Abb. 19). Die Verlaufsrichtungen der Druckspannungstrajektorien erscheinen im mittleren Bereich der Modellschnitte jedoch etwas steiler als die der entsprechenden Spongiosalamellen. Das Äquivalent der senkrecht kreuzenden Zugspannungstrajektorien ist in einigen zarten und rechtwinklig kreuzenden Commissuren erkennbar. Eine Anpassung der Corticalislamellen an die entsprechend verdichteten Randzonen der Modellschnitte ist nur im vestibulären Bereich der Schnitte festzustellen.

Auch der Vergleich der Spannungsmuster in der sagittalen Modellebene (Abb. 14, 15), mit den entsprechenden Spongiosaarchitekturen (Abb. 27, 28), zeigt weitgehende Übereinstimmungen.

Die morphologischen Korrelate des Hauptdruckspannungssystems findet man in den Spongiosastrukturen des Gelenkköpfchens, des Collums und besonders des Angulussegmentes. Das Äquivalent des Hauptzugspannungssystems ist in der Spongiosaarchitektur des Collumansatzes des Muskelfortsatzes und des Alveolarfortsatzes deutlich verkörpert. Die radiär verlaufenden Strukturen im Kieferwinkel und die von den Wurzelspitzen ausgehenden und bogenförmig nach dorso-caudal verlaufenden Spongiosazüge decken sich mit den entsprechenden Druckspannungstrajektorien des Modells. Auch die Corticalislamellen des Collums, des Angulussegments und des Kieferkörpers entsprechen weitgehend den verdichteten Randzonen des Trajektorienbildes.

Aus der Gegenüberstellung der Spannungs- und Spongiosasysteme lassen sich zusammenfassend folgende Übereinstimmungen und Differenzen entnehmen:

Die dreidimensionale Ausrichtung der Spannungstrajektorien und Spongiosastrukturen lassen im Gelenkköpfchen und Gelenkfortsatz eine sehr gute Übereinstimmung erkennen, wobei jedoch die Spongiosaelemente, die die Druckspannungstrajektorien verkörpern, eine markantere und regelmäßigere Ausbildung zeigen als diejenigen, die die Zugspannungen aufnehmen. Im Muskelfortsatz überwiegen dagegen die sehr gut angepaßten morphologischen Korrelate der Zugspannungstrajektorien. Die Spongiosabälkchen, die hier die Druckspannungstrajektorien verkörpern, sind nur spärlich, jedoch dem Spannungsverlauf entsprechend, rechtwinklig kreuzend ausgebildet. In den dorsalen Partien des Gelenkfortsatzes, im Angulussegment und in den caudalen Bereichen des Kieferkörpers dominiert in guter Übereinstimmung mit den Komponenten des Hauptdruckspannungssystems ein zusammenhängendes Spongiosabündel. Die Spongiosabälkchen, die hier die Zugspannungen aufnehmen, sind nur vereinzelt, jedoch dem Spannungsverlauf entsprechend, ausgebildet. Eine sehr gute Anpassung an die Ausrichtung des Hauptzugspannungssystems lassen auch die Spongiosalamellen im inneren Kieferwinkel und in den Partien unterhalb des Alveolarfortsatzes erkennen. Ein Äquivalent der sekundären Druckspannungstrajektorien wird hier fast ganz vermißt. Im Alveolarfortsatz überwiegen die Spongiosabälkchen und -lamellen, deren Ausrichtung der auftretenden Zugspannungsrichtung entspricht, die spärlichen und unregelmäßig strukturierten Korrelaten der Druckspannungstrajektorien. Im Prämolaren- und Molarenbereich sind teilweise geringe Diskrepanzen zwischen Spongiosaarchitektur und Spannungsmuster ersichtlich, die jedoch unter anderem auf die Nichtberücksichtigung des Zahnhalteapparates im dreidimensionalen, spannungsoptischen Modellversuch zurückzuführen sind.

Die gute Übereinstimmung der dreidimensionalen Spannungs- und Spongiosasysteme spricht deutlich für ein funktionelles, trajektoriell ausgerichtetes Kraftsystem der Spongiosaelemente. Dieses setzt sich, wie bereits beschrieben, aus einem Hauptspannungssystem des Kieferkörpers und aufsteigenden Astes und den lokalen Spannungssystemen des Muskel- und Alveolarfortsatzes zusammen.

Die Druckkomponenten des Hauptspannungssystems verlaufen von der Druckeinleitungsstelle am Caput mandibulae ausgehend in den peripheren, dorsalen und caudalen Partien des Kiefers. Die Zugtrajektorien des Hauptspannungssystems entspringen der dorsalen Kontur des Gelenkfortsatzes. Nach rechtwinkliger Kreuzung der Druckbälkchen ziehen sie parallel und in Höhe der Basis des Muskelfortsatzes und strahlen unterhalb des Alveolarfortsatzes in den Kieferkörper ein. Die Zugbälkchen des Proc. muscularis vereinigen sich im Angulus internus mit den Zugkomponenten des Hauptspannungssystems. Die sekundär bedingten, mehr oder weniger deutlich ausgeprägten Druck- und Zugtrajektorien kreuzen die Haupttrajektorien unter rechtem Winkel.

Diskussion

A. Die funktionelle Deutung des Knochenstrukturaufbaues

Jeder Versuch einer kausalen Erforschung individueller Form- und Strukturzustände des Knochengewebes setzt ein Erkennen der konstruktiven Verbundenheit sämtlicher Formteile des zu analysierenden Systems voraus. Zahlreiche Konstruktionsanalysen, die sich ohne Rücksicht auf die Grundgesetze der Mechanik mit der freien Deutung anatomischer Einzelheiten begnügten, blieben zwangsläufig fragmentarisch und ohne zufriedenstellende Ergebnisse.

Eine Beurteilung der Beziehungen zwischen Struktur und Funktion des Unterkieferknochens macht eine Gegenüberstellung beider Faktoren erforderlich.

Wie bereits erwähnt, verursacht jede Biegebeanspruchung infolge der wirksamen Hebelarme die im Verhältnis zur angewandten Kraft größten Spannungen und somit einen zur Sicherung erforderlichen großen Materialbedarf. Ein trajektorielles Fachwerk ist frei von Biegebeanspruchung und verringert damit die zur Erhaltung einer bestimmten Spannungsgröße benötigte Materialmenge (Pauwels, 1948, 1954, 1955; Kummer, 1956, 1959, 1962); mit einem Minimum an Materialaufwand wird ein Maximum an Festigkeit erzielt.

Nach Pauwels (1948) stellt die trajektorielle Ausrichtung der Spongiosaelemente das wichtigste Bauprinzip der funktionellen Anpassung dar. Eine derartige Ausrichtung der Struktur zur Vermeidung oder Kleinhaltung der Biegebeanspruchung ist allerdings nur dann möglich und sinnvoll, wenn eine annähernd gleichmäßige Beanspruchungsart vorliegt, die als formbildender Reiz bei der funktionellen Anpassung der Spongiosaelemente wirksam ist.

Die konstanten Hauptspannungssysteme in den Trajektorienbildern des Unterkiefermodells (Abb. 7a—c) zeigen deutlich, daß sie vom Wechsel der Belastungspunkte unbeeinflußt bleiben. Die qualitative Art der Biegebeanspruchung des Unterkieferknochens wird also durch die komplexen Belastungspositionen beim Kauakt grundsätzlich nicht verändert.

Im Gegensatz dazu stehen die lokalen Spannungssysteme, die in unmittelbarer Umgebung der Angriffspunkte entstehen und ihren Ort, nicht aber ihren Charakter mit dem Belastungspunkt wechseln. Diese lokalen Spannungssysteme, die sich hauptsächlich auf den Alveolarfortsatz beschränken und durch die vielseitigen und mittelbaren Beanspruchungen beim Kauakt ausgelöst werden, sind in den Spongiosasystemen, die sich als horizontal verlaufende Zugtrajektorien und vertikal gerichtete Drucktrajektorien darstellen, verkörpert (Abb. 17). Die statischen Verhältnisse des Alveolarfortsatzes sind jedoch durch den Wechsel, den Durchbruch und den Verlust der Zähne, durch individuelle Variationen des Kaumechanismus sowie durch pathologische Faktoren einem ständigen und zuweilen plötzlichen Beanspruchungswechsel unterworfen. Die Behauptung Zeigers (1932), der Knochen, der sich diesen dauernden Änderungen seiner Spannungsverhältnisse anzupassen versucht, hinke ständig mit seinen Umbauvorgängen hinter den sich ändernden Spannungssystemen nach, konnte an mehreren Schnittbildern des Unterkieferknochens bestätigt werden (Schnitt 2, 3, 20). Diese Schnitte zeigen nur unklar strukturierte Trajektoriensysteme des Alveolarfortsatzes.

Das konstante Hauptspannungssystem ist es aber, das der inneren, spongiösen Gestaltung des Unterkiefers sein charakteristisches Gefüge verleiht. Die speziellen Spannungssysteme haben dagegen nur eine lokale Bedeutung und verlieren sich in einiger Entfernung vom Belastungspunkt. Zusätzlich zur trajektoriellen Ausrichtung der Spongiosaelemente fordert Pauwels (1965) als zweites Kriterium der funktionellen Anpassung, daß die Substanzmenge und die Größenverteilung der Beanspruchung einander entsprechen. Bei axialer Belastung der Spongiosaelemente kommt eine Proportionalität zwischen Spongiosadichte und Spannungsgröße zustande. Die Erfüllung dieser Bedingung ist zugleich ein Hinweis darauf, daß die Spongiosa eine Struktur gleicher makroskopischer Festigkeit darstellt (Herold, 1964).

Unter diesen Voraussetzungen müssen also die Substanzmenge im Knochen und die örtliche spezifische Festigkeit (vgl. Schmitt, 1968; Amtmann, Schmitt, 1968) den in einem entsprechend beanspruchten, homogenen Vergleichskörper auftretenden Spannungsgrößen überall in möglichst guter Näherung proportional sein.

Die Vergleichsdiagramme der densitometrisch bestimmten Materialmenge und die aus den Isochromaten- und Trajektorienbildern abgeleiteten Beanspruchungsverteilung haben folgende Anforderungen zu erfüllen: Form, Lage, Ausdehnung und relative Ausschlaghöhe der entsprechenden Vergleichsdiagramme sollen annähernd gleich sein. Einschränkungen dieser Vergleichsmethode sollen an entsprechender Stelle diskutiert werden.

B. Kritik der spannungsoptischen Methode

Es scheint angebracht, die wichtigsten von Kummer (1959, 1961) und Herold (1964) vorgebrachten Argumente zur Rechtfertigung der spannungsoptischen Methode in der Biomechanik noch einmal zu erwähnen.

Schwerwiegende Einwände wurden gegen die Verwendung von homogenem, isotropem Modellmaterial vorgebracht, das in seinen Materialeigenschaften in keiner Weise mit dem Knochenmaterial zu vergleichen sei und daher eine völlig andere Ausrichtung der Spannungstrajektorien aufweisen müsse (Knese, 1956). Diese Einwände scheinen jedoch auf einer falschen Fragestellung zu beruhen. Es ist nämlich nicht beabsichtigt, die Spannungsverläufe in dem trajektoriellen Fachwerk der Spongiosa zu ermitteln, sondern festzustellen, ob die Ausrichtung der Spongiosaelemente dem Verlauf der Spannungstrajektorien in einem ebenen Schnitt durch ein Vergleichsmodell aus homogenem, isotropen Material entspricht. Ist letzteres der Fall, so darf daraus geschlossen werden, daß das betreffende Organ eine trajektorielle Struktur besitzt (Pauwels, 1948).

Die Spannungstrajektorien im homogenen Vergleichsmodell geben nur die Richtung der Spannungen an und haben weder eine lokalisierbare Lage noch einen definierbaren Abstand; sie liegen vielmehr unendlich dicht (Kummer, 1955).

Weitere Einwände richten sich gegen die Belastungsrichtung und Belastunggröße des Modells (Knese, 1956). Der Verlauf der Spannungstrajektorien wird durch die Belastungsrichtung und beim Vorhandensein mehrerer nachzuahmender Muskelzüge durch deren relative Kraftgrößen bestimmt.

Unabhängig von der Anzahl der Isochromaten bzw. dem Intensitätsunterschied des Trajektorienmusters gibt das Isochromaten- bzw. das Trajektorienbild die relative Verteilung der Beanspruchungsgrößen im Modell wieder. Die charakteristische Anordnungsweise der Isochromaten bzw. der Intensitätsunterschiede in der Trajektorienstruktur werden ausschließlich durch die Art und nicht durch die Größe der Beanspruchung des Modells bestimmt.

Die Bestimmung der absoluten Spannungsgrößen im Modell wäre zwar möglich, doch für das Erkennen der tatsächlichen Spannungsgrößen im Knochen ohne Bedeutung.

Wesentliche Argumente gegen die Berechtigung einer exakten Aussage der ebenen spannungsoptischen Untersuchung biomechanischer Probleme sind in der Tatsache fundiert, daß die Spannungsverteilung in einem dreidimensionalen Körper grundsätzlich von der des ebenen abweicht. In einem belasteten, homogenen Körper bildet sich ein Spannungssystem aus, das nicht nur lokal begrenzt bleibt, sondern den ganzen Körper durchzieht. Durch Reduzierung des räumlichen Modells auf ein ebenes, erfährt das Spannungssystem quantitativ und qualitativ, also in Spannungsgröße und -richtung eine weitgehende Umwandlung.

Die ebene Projektion der räumlichen Trajektorienmuster der Spongiosa ist nicht gleich dem Trajektoriennetz, das dann entsteht, wenn man die entsprechende Ebene belastet. Die vernachlässigten Kräfte der dritten Dimension sind nur dann ohne bedeutende Auswirkung, wenn die Hauptbelastung des Untersuchubgsobjektes in der zu analysierenden Ebene liegt und wenn diese nahezu symmetrisch ist. Die Symmetrieebene muß die Belastungsebene sein (Herold, 1964). Beide Forderungen werden im vorliegenden Falle zu Genüge erfüllt: Die Hauptbelastung des Unterkiefers liegt in der Sagittalen; die Abweichung der spannungsoptisch untersuchten Ebene von der Symmetrie ist nicht erheblich.

Die Schwierigkeiten bei der Anwendung der räumlichen Spannungsoptik, die nach Herold (1964) die Untersuchung biomechanischer Probleme unmöglich machen, konnten bei den vorliegenden Experimenten nicht bestätigt werden.

Das Polymerisationsverfahren mit „Optodont glasklar" der Fa. Bayer, beseitigt weitgehend die von Herold (1964) angegebenen technischen Hindernisse bei der Herstellung formgetreuer Knochenmodelle. Auch das Anpassen der Gelenkflächen bereitet bei Anwendung der beschriebenen Methode keine Schwierigkeiten.

Da die Kraftrichtung der einzelnen Kaumuskeln ausnahmslos schräg zu ihrer Wirkungsebene verlaufen, sind die Muskelresultanten während der Funktion einer ständigen Richtungsänderung unterworfen. Die für bestimmte Bewegungsrichtungen zu berechnenden Muskelkräfte sind folglich nicht allein aus den Muskelquerschnitten, sondern aus der entstehenden Winkelfunktion abzuleiten. Die hier benutzten Muskelresultanten beziehen sich jedoch nur auf eine Winkelstellung und zwar auf die der Ruheschwebe des Unterkiefers. Die prinzipielle Übereinstimmung der Spannungsverhältnisse im ebenen und räumlichen Unterkiefermodell und der qualitativen und quantitativen Verhältnisse der Spongiosaelemente sprechen für die Richtigkeit der angewandten Methodik.

C. Gegenüberstellung der Materialverteilung und der Beanspruchungsverteilung

Zwischen dem Kurvenverlauf der densitometrisch ermittelten Diagramme und der Blendenöffnung des Densitometers, mit dem das Röntgen- bzw. das Trajektorienbild abgetastet wird, besteht eine charakteristische Abhängigkeit. Ein voll aufgeblendeter Meßstrahl wird gleichzeitig größere Bereiche des zu densitometrierenden Objektes erfassen können als ein abgeblendeter Strahl, der jedoch jede Einzelheit registriert. Dem entsprechend wird bei schmaler Blendenöffnung ein fein gezackter, bei breiter Öffnung ein flüssiger, in seinen charakteristischen Ausschlägen jedoch unveränderter Kurvenverlauf zu erwarten sein (Knief, 1966). Der Summationseffekt, der beim Densitometrieren mit einer Blendenöffnung von 5 mm zustande kommt, erzeugt Kurven, die in ihrem glatten Verlauf gute Vergleichsmöglichkeiten mit den Beanspruchungsdiagrammen des Isochromatenbildes bieten. Ein dem Dichtekurvenverlauf ideal entsprechendes Vergleichsdiagramm ist jedoch wegen der verbliebenen Zackenfolge aus dem Isochromatenbild nicht abzuleiten. Soll ein Körper gleicher Festigkeit vorliegen, so müssen jedoch die grobe Form, die Ausschlaghöhe der Gipfel, die Ausdehnung sowie die Lage der entsprechenden Vergleichsdiagramme im selben relativen Verhältnis stehen. Die Reduzierung der Höhen der Materialverteilungsdiagramme, die zur Anpassung der Dichtekurven in die Beanspruchungsverteilungskurven durchgeführt wurde, hat auf das Vergleichsergebnis keine Auswirkung, so lange diese Veränderung alle Kurven in gleichem Maße betrifft.

Eine wesentlich bessere Vergleichsmöglichkeit bietet die Gegenüberstellung der densitometrisch bestimmten Beanspruchungs- und Materialverteilungsdiagramme. Während man beim Auswerten der Isochromatenbilder die Bereiche zwischen zwei Isochromaten nur ungenau durch Interpolieren ermitteln kann, werden beim Densitometrieren der Trajektorienbilder die Verhältnisse dieser Zwischenbereiche exakt analysiert.

Die densitometrisch bestimmten Materialverteilungsdiagramme der Röntgenbilder unterliegen jedoch in ihrem direkten Vergleich mit den Beanspruchungs-

verteilungsdiagrammen einer wesentlichen Einschränkung. Die typische Grada-
tionskurve des Röntgenbildes, die die Abhängigkeit der Schwärzung des Filmes
von der durchstrahlten Materialmenge angibt, zeigt nur in ihrem mittleren
Abschnitt, wo ein steiler, linearer Anstieg zu verzeichnen ist, eine direkte
Proportionalität beider Faktoren. Im unteren und oberen Bereich, wo die Materialmenge gering bzw. groß ist, zeigt der Kurvenverlauf dagegen nur einen flachen
Anstieg. Die Schwärzung liegt also im unteren Kurvenabschnitt über dem bei
linearem Anstieg zu erwartenden Grad, im oberen Bereich dagegen unter dem
zu erwartenden Grad. Auf die densitometrisch ermittelte Materialverteilungskurve bezogen bedeutet dies: Die Ausschläge der Materialminima liegen zu hoch,
die der Materialmaxima zu tief (Knief, 1966). Die Isochromaten und die unterschiedlichen Helligkeitsgrade des Trajektorienbildes sind dagegen der Beanspruchungsgröße direkt proportional. Demnach müssen beim Vorliegen eines
Körpers gleicher Festigkeit die Materialmaxima stets unterhalb, die Materialminima dagegen oberhalb der vergleichbaren Gipfel bzw. Täler der Beanspruchungsdiagramme liegen.

Unter Berücksichtigung dieser Einschränkung der Vergleichsmethoden können
die Differenzen zwischen Material- und Beanspruchungsminima nahezu aller Vergleichsdiagramme kompensiert und die Materialmaxima, die unterhalb der Beanspruchungsgipfel liegen, den letztgenannten angepaßt werden. Die Materialmaxima, die in den aufgezeichneten Diagrammen die Beanspruchungsgipfel
bereits überragen, erfahren eine zusätzliche Erhöhung. Die hierdurch noch ver-
größerte Differenz zwischen Materialmaxima und Beanspruchungsgipfel kann
jedoch als Sicherheitsfaktor an den stark gefährdeten Stellen des Knochens
gedeutet werden.

Infolgedessen ergibt sich eine außerordentlich gute Übereinstimmung der
Material- und Beanspruchungsverteilung. Die verbleibenden Differenzen, vor
allem in den Vergleichsdiagrammen des Isochromaten- und Trajektorienbildes
des ebenen Modells, sind in der Unzulänglichkeit der Versuchsanordnung begründet.

Die Diskrepanz in der Gegenüberstellung der densitometrisch ermittelten
Materialverteilung und der aus dem Isochromatenbild abgeleiteten Beanspruchungsverteilung (Abb. 23) ist auf die Nichtberücksichtigung der Muskelkraftrelationen zurückzuführen. So stehen die Gipfel der Vergleichsdiagramme A und
B zwar jeweils im selben relativen Verhältnis ihrer Ausschlaghöhen, die Beanspruchungsmaxima liegen jedoch im Vergleich zu den übrigen Beanspruchungsgrößen der Vergleichsserie entschieden zu hoch. Die Ursache dieser Differenzen
liegt in der willkürlichen Wahl der Muskelkraftgrößen. So führte eine übermäßig
starke Aktivierung der Masseter-Pterygoideus-Schlinge zu einer Beanspruchung
des Kieferkörpers, die bei weitem die für die vorhandene Materialmenge zulässige Größe überschritt.

Die Differenz in den Ausschlaghöhen der mittleren Gipfel der Vergleichsdiagramme E (Abb. 23) ist in einer zu geringen Aktivierung des M. temporalis
begründet. Hierdurch bleibt an der Druckseite des Muskelfortsatzes die Isochromate 1. Ordnung auf einen kleinen Bereich unterhalb der Incisura semilunaris
begrenzt. Bei stärkerer Aktivierung des Muskels würde sich diese Isochromate

wie in Abb. 20 auf die Ansatzzone des Proc. muscularis ausdehnen und die Differenz zwischen Beanspruchungsgröße und Materialverteilung ausgleichen.

Abgesehen von diesen durch die Nichtbeachtung der Muskelkraftrelationen bedingten Differenzen ist die Übereinstimmung der Material- und Beanspruchungsverteilung gut. Die zusätzliche Berücksichtigung der Kraftgrößen des M. masseter, M. pterygoideus med. und M. temporalis im ebenen Modellversuch erzeugt eine wesentlich bessere Übereinstimmung der aus dem Trajektorienbild abgeleiteten Beanspruchungsgrößen mit der vorhandenen Materialmenge (Abb. 25). Die verbleibenden Differenzen können auch hier mit der Unzulänglichkeit der Versuchsanordnung begründet werden.

Die von Schuhmacher (1961) aus den Muskelquerschnitten errechneten Kraftgrößen des M. temporalis verursachten bei gleichzeitiger Aktivierung der medialen und posterioren Muskelportionen eine starke Zugwirkung nach craniodorsal. Hierdurch werden in den Randfasern der Druckseite (dorsale Randzone des Proc. muscularis) und in der Ansatzzone des Muskelfortsatzes hohe Spannungen erzeugt; auch im Gelenkfortsatz wird die Biegebeanspruchung so gesteigert, daß die Spannungen auf der dorsal und ventral gelegenen Druckbzw. Zugseite zwangsläufig die für die vorhandene Materialmenge zulässigen Größen übersteigen müssen. Die Vergleichsdiagramme entlang der Meßstrecken E, F und G zeigen deutliche Differenzen zwischen der Materialmenge und den Beanspruchungsgrößen (Abb. 25).

Die Ausschlaghöhe des ventralen Beanspruchungsmaximums im Vergleichsdiagramm F, die weit über der des entsprechenden Materialgipfels liegt, ist das Resultat der hohen Druckspannungen in der Ansatzzone des Muskelfortsatzes.

Die Differenz zwischen dem dorsalen Beanspruchungsmaximum und dem entsprechenden Materialgipfel ist in der gesteigerten Biegebeanspruchung des Collum begründet.

Durch die schräg zur Achse des Muskelfortsatzes gerichtete Zugkraft des M. temporalis zeigen die Spannungsgrößen in den verschiedenen Querschnitten des Proc. muscularis erhebliche Unterschiede. So liegen die Spannungen im caudo-ventralen Bereich (ventrales Beanspruchungsmaximum in Diagramm D der Abb. 25) bedeutend höher als in der cranio-ventralen Randzone des Muskelfortsatzes, wo die Beanspruchung weit unter der zulässigen Größe liegt (ventraler Gipfel in Diagramm E der Abb. 25).

Eine am Proc. muscularis achsenparallel angreifende Zugkraft würde im Muskel- und Gelenkfortsatz eine wesentliche Änderung der Spannungsverhältnisse verursachen und die bestehenden Differenzen zwischen der Materialmenge und den Beanspruchungsgrößen kompensieren. Die Frage, wie weit die in den Modellversuchen angewandte Resultante des M. temporalis abgewandelt werden darf, kann durch elektromyographische Untersuchungen der Aktivität der medialen und posterioren Muskelpartien während der Adduktion mit starkem Zusammenbiß geklärt werden.

Allein die Tatsache, daß der M. temporalis sich aus drei unabhängigen funktionellen Komponenten zusammensetzt (Ramfjord und Ash, 1968), erklärt die Schwierigkeit der Konstruktion einer Resultanten, die für eine einzige Funktion, in diesem Falle für die Adduktion mit kräftigem Zusammenbiß, verantwortlich ist. Den posterioren Fasern werden vorzüglich Aktivitäten während der Retraktion des Unterkiefers zugesprochen (Ramfjord und Ash, 1968). Außerdem spricht die Knochengestalt des Muskelfortsatzes, dessen Achse nahezu vertikal verläuft, und die Ausrichtung der Spongiosaelemente, die parallel zu dieser Achse verlaufen, für eine Hauptbeanspruchung des Muskelfortsatzes in nahezu vertikaler Richtung. Unter Berücksichtigung dieser Gesichtspunkte würde die Resultierende des M. temporalis nur wenig nach cranio-dorsal geneigt verlaufen. Dies hat zur Folge, daß die Biegebeanspruchung des Muskel- und Gelenkfortsatzes möglichst klein gehalten und die Differenz zwischen Material- und Beanspruchungsverteilung kompensiert wird.

Neben der Verlaufsrichtung der Muskelresultierenden ist die Gestaltung des Kieferwinkels für die Beanspruchung des Gelenkfortsatzes ausschlaggebend (Winkler, 1923). Demnach erscheint ein kleiner Kieferwinkel äußerst zweckmäßig, da die Resultante der Schließmuskeln nur wenig nach cranio-ventral geneigt verläuft. Ein großer Kieferwinkel, wie ihn das dreidimensionale Modell besitzt, verursacht eine exzentrische Druckbeanspruchung des Gelenkes und damit eine zusätzliche Biegebeanspruchung des Collums. Durch die Zunahme der Querschnittsfläche in Form eines kurzen, breiten Gelenkfortsatzes und einer breiten Ansatzzone des Muskelfortsatzes werden die hohen Spannungen, die im ebenen Modell (Abb. 14) und in dessen Vergleichsdiagrammen F und G (Abb. 25) so deutlich zum Ausdruck kamen, wesentlich herabgesetzt. Ein Teil der Spannungen, der nicht kompensiert werden kann, äußert sich in den Beanspruchungsmaxima der Vergleichsdiagramme F und G (Abb. 26), die das für die vorhandene Materialmenge zulässige Maß übersteigen.

Die Gegenüberstellung der Beanspruchungsverteilung dieses räumlichen Modelles und der densitometrisch ermittelten Materialverteilung der Unterkieferhälfte Nr. 4 (Abb. 26) ergibt auch in den Vergleichsdiagrammen F und G eine sehr gute gegenseitige Anpassung beider Faktoren.

Zusammenfassend kann gesagt werden, daß die angewandte Methode, bei der die densitometrisch aus dem Trajektorienbild ermittelte Beanspruchungsverteilung der densitometrisch aus dem Röntgenbild bestimmten Materialverteilung gegenübergestellt wird, einen genauen Vergleich dieser beiden Faktoren erlaubt. Von wenigen Abweichungen abgesehen, die jedoch durch geänderte Versuchsanordnung quantitativ vermindert oder beseitigt werden können, ergibt sich aus der Gegenüberstellung der Beanspruchungsverteilung des räumlichen Modells und der Materialverteilung des Röntgenbildes eine außerordentlich gute Übereinstimmung. Das bedeutet für den Unterkiefer eine weitgehende Bestätigung der Ansicht von Pauwels (1965), daß der Knochen einen Körper gleicher Festigkeit darstellt.

Wird der Funktionskreis des Kausystemes, dem die Muskulatur, die Kiefer, die Gelenke und die Zähne, mit ihren Parodontien angehören (Eschler, 1963), an einer Stelle unphysiologischen Belastungen ausgesetzt, so versucht der Organismus durch Transformationen in den einzelnen Komponenten der Funktionskette sich diesen neuen Verhältnissen anzupassen. Gelingt es dem Organismus nicht, das statisch-dynamische Gleichgewicht wieder herzustellen, so kommt es zu pathologischen Erscheinungen, wie Arthropathien, Parodontopathien usw. Allein der Verlust eines für die Kaufunktion wertvollen Zahnes führt zu weitreichenden Auswirkungen auf die einzelnen Glieder des Funktionskreises. Die

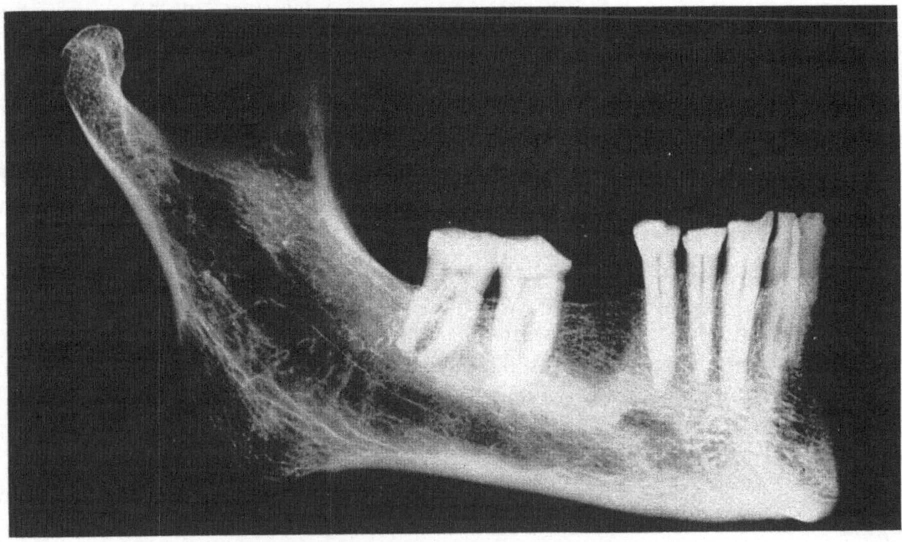

Abb. 29. Röntgenbild der Unterkieferhälfte Nr. 4

Kautätigkeit wird auf der einen Seite vermindert, auf der anderen Seite verstärkt. Daraus resultieren bilaterale, asymmetrische Muskelfunktionen, die u. a. eine ungleichmäßige Beanspruchung der beiden Unterkieferhälften verursachen (Eschler, 1963). Den lokalen Beanspruchungsgrößen entsprechend, wird auf der einen Seite Knochensubstanz angebaut, auf der anderen Seite abgebaut.

Zur Klärung dieser Beziehungen wurden die Röntgenbilder der beiden Unterkieferhälften Nr. 3 und Nr. 4 eines 32jährigen Mannes entlang der Meßstrecken A—G densitometriert und in ihrer Materialverteilung verglichen (Abb. 6). Die rechte Unterkieferhälfte besaß 8 Zähne, in der linken Hälfte fehlte der 1. Molar (Abb. 5, 29). Der Oberkiefer war voll bezahnt.

Bemerkenswert ist, daß die Materialmenge der vollbezahnten Unterkieferhälfte in sämtlichen Vergleichsdiagrammen überwiegt. Vor allem zeigt die Gegenüberstellung der Knochensubstanzmenge der Muskelfortsätze markante Diskrepanzen (dorsale Gipfel der Diagramme C, D und E), was auf eine gesteigerte Aktivierung des M. temporalis der vollbezahnten Seite und auf eine verminderte Beanspruchung des gegenüberliegenden Muskelfortsatzes schließen läßt. Die gesteigerte Biegebeanspruchung in der Molarengegend und im Gelenkfortsatz der vollbezahnten Unterkieferhälfte spiegelt sich in der großen Materialmenge der Diagramme B, F und G wieder. In Anbetracht dieses Befundes kann die von Pauwels vertretene Anschauung von der funktionellen Anpassung des Knochens weitgehend bestätigt werden.

Die Ansicht Lewins (1913), der Mandibularkanal finde seine Begründung nicht in mechanischer, sondern nur in physiologischer Notwendigkeit, kann von mir nicht geteilt werden. Quantitative Untersuchungen der Verteilung der Hartsubstanzen im Unterkiefer in Beziehung zur lokalen mechanischen Beanspruchung beweisen, daß der Knochen auch in Höhe des Mandibularkanales den Gesetzen der funktionellen Anpassung unterliegt (Abb. 23, 25, 26).

Beachtenswert ist die Lage des Mandibularkanales in ihrer Beziehung zu den lokalen Beanspruchungsgrößen des Unterkiefers. Aus den transversalen Knochenschnitten des Unterkiefers ist ersichtlich, daß die vertikale Corticalislamelle im Molarengebiet entsprechend den lokalen Beanspruchungsgrößen im Modell beinahe doppelt so dick ist wie die orale. Analog zu den entsprechenden Beanspruchungsgrößen des Modells sind beide Lamellen im Prämolarengebiet ungefähr von gleicher Dicke, während im Bereich der Frontzähne eine Verdickung der oralen und ein Dünnerwerden der vestibulären Compacta zu verzeichnen ist.

Der Canalis mandibularis verläuft in seiner gesamten Länge in Knochenbezirken, die einer geringen Beanspruchung ausgesetzt sind, im Molarenbereich also mehr zur oralen, im Frontzahnbereich dagegen mehr zur vestibulären Seite hin und im Prämolarenbereich in der Mitte der Transversalschnitte (Abb. 17). Auffallend ist die markante Knochenrarefizierung im Angulussegment, zumal gerade in diesem Bereich wegen der starken Beanspruchung durch den M. masseter und M. pterygoideus med. eine größere Knochenmaterialmenge zu erwarten ist.

Die spannungsoptische Analyse der Unterkiefermodelle zeigt jedoch, daß im Angulussegment hydrostatischer Druck herrscht. Durch das Drucktrajektorienbündel, das das Angulussegment in seiner ganzen Länge durchzieht und durch die Kraft des M. masseter und des M. pterygoideus med., deren Richtung senkrecht zu den Drucktrajektorienzügen verläuft, stehen die Elementarteilchen im Angulussegment unter allseitigem, hydrostatischem Druck und werden nicht deformiert. Diese hydrostatischen Punkte äußern sich im Trajektorienbild in Form zeichnungsarmer, dunkler Zonen. Im Isochromatenbild treten an diesen hydrostatischen Punkten keine Isochromatenordnungen über Null auf.

In Anbetracht der hohen Spannungsgrößen im Molarenbereich (Abb. 14, 15, 21) kann das Regenerationsvermögen des Unterkieferknochens, das nach Kristen (1953) in diesem Bereich ausgeprägter erscheint als im Frontzahngebiet, als funktionell bedingt betrachtet werden.

D. Gegenüberstellung der Spongiosaarchitektur und der Trajektorienverläufe des Vergleichsmodells

Die Auffassung Walkhoffs (1902), die Radiographie sei die sicherste Methode, innere funktionelle Knochenstrukturen, besonders die Trajektorien, in größter Klarheit wiederzugeben, kann von mir nicht geteilt werden. So erkannte bereits Braunschweiger (1922), daß sich die Röntgenaufnahmen nur beschränkt zur Darstellung der Spongiosaelemente eignen. Plättchenförmige Strukturen lassen sich nur dann zum Ausdruck bringen, wenn die Plättchen in regelmäßiger Folge derart angeordnet sind, daß ihre Flächen in der Richtung der Durchstrahlung liegen. Stäbchenförmige Spongiosaelemente werden als dunkle Punkte erscheinen, wenn sie senkrecht zur Oberfläche des Knochens gerichtet sind, als dunkle Streifen oder Linien, wenn sie dieser parallel verlaufen.

Da das Röntgenbild als die Summe vieler übereinanderprojizierter Knochenschnitte zu betrachten ist, dürfen nicht wahllos alle erkennbaren Strukturen auf den Trajektorienverlauf des ebenen Vergleichsmodells bezogen werden, da dieser nur die Hauptspannungsrichtungen in einer einzigen Schnittebene wiedergibt.

Die räumlichen Strukturverhältnisse der Spongiosa können weit besser mit Hilfe von Knochenschnitten, die in drei Dimensionen verlaufen, geklärt werden. Da bei diesem Verfahren jedoch drei Präparate erforderlich sind, können nur konstante, immer wiederkehrende funktionelle Strukturen, die in allen drei Präparaten vorhanden sind, analysiert werden.

Zudem darf die Erkennbarkeit oder Nichterkennbarkeit von rechtwinkligen Kreuzungen der Spongiosaelemente im Röntgenbild keineswegs als Beweis für oder gegen ihr Vorhandensein ausgelegt werden, da das Röntgenbild die räumlichen Verhältnisse nicht zu erfassen vermag.

Der Vergleich der orthogonalen Trajektorienscharen der Modellschnitte mit den Spongiosamustern der Knochenschnitte erbringt in fast allen Kieferteilen lediglich quantitative Differenzen. Die orthogonalen Systeme bleiben erhalten, wobei jedoch die Komponenten, die Druck- und Zugspannungstrajektorien, meist eine unterschiedliche Intensität aufweisen. So finden sich im Alveolarfortsatz, im cranialen Bereich des Ramus ascendens und im Proc. muscularis, in denen die Zugspannungen vorherrschen, vorwiegend Zugspannungstrajektorien. Diese werden nur vereinzelt von zarten Spongiosaelementen, die die sekundären Druckspannungstrajektorien verkörpern, rechtwinklig durchkreuzt (Abb. 17—19). Die räumliche Ausrichtung dieser orthogonalen Spongiosasysteme deckt sich mit der der Trajektorienscharen der Modellschnitte. An Stellen, an denen die Druckspannungen vorherrschen, wie z.B. im Caput (Abb. 18), im caudalen Teil des Ramus ascendens und des Corpus mandibularis (Abb. 17, 19) überwiegen Spongiosaelemente, die die Druckspannungstrajektorien verkörpern. Auch diese Strukturen stimmen in ihrem dreidimensionalen Verlauf mit den Spannungstrajektorien der Modellschnitte überein.

Dieser Befund steht im Gegensatz zu den Ergebnissen von Motsch (1965), der nur die Spongiosaarchitektur des Gelenk- und Alveolarfortsatzes als trajektoriell-funktionell bezeichnet und die übrigen Strukturen nicht als Trajektorien, sondern lediglich als „Verstärkungspfeiler" oder einfach „Knochenzüge" deutete. Die räumliche spannungsoptische Analyse zeigt jedoch deutlich, daß auch diese Strukturen funktionell bedingt und als trajektoriell aufzufassen sind, auch wenn sie nicht überall die Bedingungen eines orthogonalen Systems erfüllen.

Auch die Ansicht von Motsch (1956), im Unterkiefer übernehme die Compacta die gesamte statische Funktion, widerspricht den Ergebnissen der Gegenüberstellung von Beanspruchungs- und Materialverteilung (Abb. 27). Die Proportionalität dieser beiden Faktoren spricht deutlich für eine statische Funktion der Spongiosa.

Die im Knochen des Alveolarfortsatzes eintretenden strukturellen Veränderungen stehen in engster Beziehung zu den Vorgängen im intraalveolären Zahnhalteapparat. Für den Ablauf der Belastungsvorgänge in der Alveole und damit zugleich für die Art der Beanspruchung des benachbarten Knochengewebes ist das gegenseitige physikalische Verhalten des Zwischengewebes und der Periodontalfasern entscheidend. Da die Zugfestigkeit der Fasern die Druckfestigkeit des Zwischengewebes übertrifft, werden die benachbarten Spongiosaelemente bei zentrischer Belastung des Zahnes auf Zug beansprucht. Das System Zahn — Periodontalfaser — Alveolarcompacta — Spannbälkchen verkörpert nach Motsch (1965) ein Zuggurtungsprinzip, sobald die betreffende

Kieferhälfte beim einseitigen Kauen als Balanceseite beansprucht wird. Bei exzentrisch angreifenden Kräften wird der Kaudruck auf kleine Flächen konzentriert und es entstehen der Richtung der einwirkenden Kraft entsprechend Druck- und Zugzonen an der Alveolarcompacta. Der Beanspruchungsqualität entsprechend entwickeln sich unmittelbar in Nachbarschaft dieser Zonen Spongiosabälkchen, die die Druck- oder Zugspannung aufnehmen und auf den Kieferkörper weiterleiten. Im vollbezahnten Gebiß werden die exzentrisch in sagittaler Richtung einwirkenden Kaukräfte durch die gegenseitige Abstützung der Zähne abgefangen und in vertikale Komponenten transformiert. Diese Mehrbelastung in der Vertikalen verteilt sich über die ganze Wurzel und löst im Knochen Zugspannungen aus, die in sagittal angeordneten Spongiosazügen zum Ausdruck kommen (Abb. 5, 27, 28).

In transversaler Richtung wirken sich dagegen die horizontal zur Zahnachse auftretenden Kräfte, abgesehen von den geringen Reibungswiderständen an den Kontaktpunkten, ohne Zwischenschaltung direkt auf den Knochen aus. Dementsprechend sind die Spongiosaelemente, die die Alveole mit der buccalen und lingualen Compacta verbinden kräftiger ausgebildet, als diejenigen, die zwischen den Zähnen in mesio-distaler Richtung beobachtet werden (Abb. 17). Sie sind auch nicht so regelmäßig angeordnet wie die sagittalen Spongiosazüge (Abb. 17), was sich daraus erklärt, daß der Knochen während der Artikulation abwechselnd oral und vestibulär gerichteten Kräften ausgesetzt ist und so bald auf Druck, bald auf Zug beansprucht wird (Conrad, 1949).

Ein konstantes, deutlich erkennbares, orthogonales System der Spongiosaarchitektur ist nur dort zu erwarten, wo ein konstantes Spannungssystem auftritt (s. Coxales Femurende). Der Durchbruch, Wechsel und Verlust der Zähne, individuelle Kaumechanismen, sowie pathologische Faktoren der Zähne und vor allem der Parodontien führen mitunter zu plötzlichem Wechsel der ohnehin schon vielseitigen lokalen Spannungssysteme des Alveolarfortsatzes. Die qualitativen Eigenschaften der Hauptspannungssysteme des Unterkiefers bleiben von dieser ständigen Änderung seiner lokalen Spannungssysteme unbeeinflußt. Die Spongiosaarchitektur des Alveolarfortsatzes versucht, sich diesem Wechsel der statischen Verhältnisse anzupassen. Da die Ausrichtung der Knochenarchitektur, wie Zeiger (1932) behauptet, ständig hinter dem sich ändernden Spannungszustand nachhinkt, müssen zwangsläufig irreguläre Spongiosaarchitekturen entstehen. Als Ergebnis bleibt, daß in manchen Knochenschnitten durch den Alveolarfortsatz eine systematische Ausrichtung der Spongiosaelemente nicht auf den ersten Blick zu erkennen ist (Abb. 17, 19).

Ebenso ändern die Spannungssysteme unterhalb der subchondralen Knochenplatte des Gelenkkopfes durch den zwar geringen, aber ständigen Wechsel ihrer Druckeinleitungen immer wieder ihre Richtungen. Dementsprechend entwickelt sich hier die klassische Rundmaschenspongiosa der Gelenkenden. Bereits Roux (1895) hatte diese strukturellen Eigenarten im Gelenkkopf durch wechselnde Druckkraft entstanden erklärt.

Kummer (1959) deutete die Rundmaschenspongiosa aus ursprünglich vorhandenem, streng trajektoriell ausgerichteten Spongiosasystem hervorgegangen, indem die Bälkchendicke im Verhältnis zur Maschenbreite stark zunimmt. Da die Winkel der sich kreuzenden Spongiosabälkchen stets durch abgeschrägte

Ecken versteift seien, könnten bei einer Dickenzunahme der Bälkchen die vier
abgerundeten Winkel zusammenstoßen und dabei einen rundlichen Maschenraum
begrenzen. Das Gleiche sei der Fall, wenn bei gleichbleibender Bälkchendicke
der gegenseitige Abstand der Spongiosaelemente sich verringere.

Die Feststellung, daß zwischen der Verteilung der Hartsubstanzen und der
Beanspruchungsverteilung im Unterkiefer Proportionalität besteht, läßt darauf
schließen, daß im Unterkiefer die Spongiosaelemente trajektoriell ausgerichtet
sind. Ebenso spricht die gute Übereinstimmung der Spongiosaarchitektur in den
Knochenschnitten und der Trajektorienverläufe in den Modellschnitten für eine
trajektorielle Ausrichtung der Spongiosaelemente. Die Differenzen zwischen diesen
beiden Faktoren können einerseits auf die Unzulänglichkeit der dreidimensionalen
Modelle, in denen die Bezahnung und der Zahnhalteapparat nicht berücksichtigt wurden, zurückgeführt werden. Andererseits ist die trajektorielle Spongiosaarchitektur insbesondere des Alveolarfortsatzes durch den ständigen Wechsel
der statischen Verhältnisse fortlaufenden Umbauprozessen im Sinne der funktionellen Anpassung unterworfen.

E. Vergleich der eigenen Befunde mit den Ergebnissen
anderer Autoren

Das klassische Trajektorienschema des Unterkiefers von Walkhoff (1902), das
auf Grund von Röntgenuntersuchungen an Orang Utan-Unterkiefern aufgestellt
wurde, ist von vielen Autoren mit mehr oder weniger Kritik übernommen und
auf den menschlichen Unterkiefer übertragen worden (Abb. 30).

Walkhoff (1902) bezieht die Entstehung der Haupttrajektorien des Unterkiefers, des Trajectorium basale und des Trajectorium dentale, einerseits auf die
Einwirkung des „indirekten Rückstoßes" der Mandibula in longitudinaler Richtung, andererseits auf die Einwirkung des „direkten Rückstoßes", welcher den
Kiefer durch die Zähne trifft. Dementsprechend faßt er dieses Trajektorium als
ein völlig einheitliches Drucktrajektorium auf und gibt ihm als Trajectorium
bifidum einen einheitlichen Namen. Die spannungsoptische Analyse zeigt jedoch
sehr deutlich, daß das Trajectorium dentale ein Zugtrajectorium, das Trajectorium basale ein Drucktrajectorium darstellt. Nach den oben angestellten Überlegungen braucht wohl nicht weiter ausgeführt zu werden, daß das Trajectorium
dentale als Haupttrajectorium in keiner direkten Beziehung zum „Zahndruck"
steht, der lediglich lokale Spannungssysteme im Alveolarfortsatz erzeugt. Die
letztgenannten, von Walkhoff vernachlässigten Strukturen scheinen bei ihm mit
den Spongiosazügen des Trajectorium dentale identisch zu sein, das nach den
spannungsoptischen Untersuchungen weiter caudal verlaufen sollte.

Nach den spannungsoptischen Analysen zu urteilen liegt kein Anlaß vor, die
von Walkhoff (1902) beschriebenen Trajectorien posticum und marginale vom
Trajectorium basale zu trennen, zumal sie dieselben Drucklinien repräsentieren,
die dem Hauptdruckspannungssystem zu Grunde liegen. Auch läßt es sich
mechanisch nicht rechtfertigen, daß die Züge des Trajectorium marginale diejenigen des Trajectorium posticum unter stumpfem Winkel kreuzen. Falls
Walkhoff (1902) kreuzende Spongiosazüge gesehen haben sollte, so können es nur
die spärlichen Spongiosaelemente sein, die die sekundären Zugspannungen in
diesem Gebiet aufnehmen und die Haupttrajektorien rechtwinklig kreuzen.

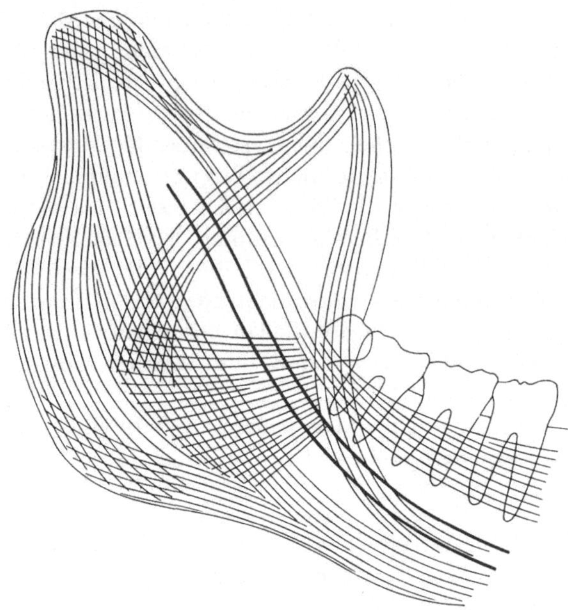

Abb. 30. Trajektorien im Unterkiefer des Orang-Utan (nach Walkhoff, 1902)

Das von Walkhoff (1902) beschriebene Trajectorium praeceps, das beim Orang Utan am ventralen Rand des Proc. coronoideus deutlich in Erscheinung tritt, ist beim Menschen weniger klar ausgeprägt und meist auf den ganzen Muskelfortsatz verteilt. Seine Bedeutung besteht darin, die Zugspannungen des M. temporalis aufzunehmen. Nicht zutreffend ist die von Walkhoff (1902) angegebene stumpfwinklige Kreuzung des Trajectorium praeceps mit dem Haupttrajektorium. Wie die Knochenschnitte und Trajektorienverläufe der Modelle zeigen, besteht vielmehr ein kontinuierlicher Übergang beider Züge am inneren Kieferwinkel.

Walkhoff (1902) findet im Proc. muscularis des Orang Utan noch ein zweites Trajektorium, das Trajectorium transversum, das er ebenfalls als Zugtrajektorium deutet und auf die hohe Muskelkraft des M. temporalis zurückführt. Es zieht von der Spitze des Muskelfortsatzes, wo es die Züge des Trajectorium praeceps rechtwinklig kreuzt, zunächst der Linea semilunaris folgend in bogenförmiger Anordnung zum äußeren Kieferwinkel. Hier fügt es sich ohne Unterbrechung und nicht, wie Walkhoff (1902) angibt, unter stumpfwinkeliger Kreuzung dem Hauptdrucktrajektorium ein. Der Verlauf dieses Spongiosabündels deckt sich mit demjenigen der spannungsoptisch ermittelten Drucktrajektorien (Abb. 14, 15). Das Vorhandensein einer rarefizierten Zone, die identisch ist mit den singulären Punkten der Trajektorienbilder, sowie das Vorhandensein einer Druck- und einer Zugseite deuten auf eine starke Biegebeanspruchung des Muskelfortsatzes vom Orang Utan hin. Beim menschlichen Unterkiefer spricht die meist gleichmäßige Verteilung der Zugtrajektorien auf den gesamten Proc. muscularis sowie das Fehlen einer rarefizierten Zone mehr für eine axiale Zugbelastung des Muskelfortsatzes (Abb. 5). Die stark strahlendurchlässigen Bereiche im Proc. coronoideus der Unterkieferhälfte Nr. 4 scheint, wie bereits begründet, durch verminderte Beanspruchung dieses Muskelfortsatzes verursacht.

Fächerförmige Spongiosazüge, die dem von Walkhoff (1902) am Orang Utan-Kiefer beschriebenen Trajectorium radiatum entsprechen und zur Festigung des gefährdeten Querschnittes dienen sollen, konnte von mir im spannungsoptisch ermittelten Trajektorienbild und andeutungsweise auch in Röntgenbildern und Knochenschnitten gefunden werden (Abb. 5, 14, 15, 29). Wie auch Katz (1931) behauptet, scheinen die Strukturen jedoch Commissuren darzustellen, die der rechtwinkligen Verbindung und Durchkreuzung der Lamellensysteme der Rami ascendentes in Form sekundärer Zugspannungstrajektorien dienen.

Das Trajectorium copulans, das nach Walkhoff (1902) der Zerreißung des Gewebes zwischen den beiden Enden der Kieferfortsätze entgegenwirkt, konnte von mir weder im spannungsoptisch ermittelten Trajektorienbild, noch in Röntgenbildern und Knochenschnitten bestätigt werden.

Zusammenfassend kann gesagt werden, daß der von Walkhoff (1902) rein formal bestimmte Linienkomplex und dessen widerspruchsvolle kausale Erklärung kein zusammenhängendes Kraftsystem und somit keine Klarheit über die grundlegenden mechanischen Verhältnisse der Kieferstrukturen verschaffen kann.

Lewin (1913) unterwarf den menschlichen und anthropoiden Unterkiefer erstmals einer exakten mechanischen Analyse. Sein vereinfachtes Trajektorienschema zeigt eine sehr gute Übereinstimmung mit den spannungsoptisch ermittelten Trajektorienverläufen. Es ist lediglich die spitzwinkelige Kreuzung des Trajectorium transversum mit dem Trajectorium praeceps im Proc. coronoideus und mit dem Hauptdruckspannungsbündel im äußeren Kieferwinkel zu kritisieren. Das spannungsoptisch ermittelte Trajektorienbild zeigt einerseits eine rechtwinklige Kreuzung des Trajectorium transversum mit dem Trajectorium praeceps an der Spitze des Muskelfortsatzes. Andererseits ist ein kreuzungsloser Übergang des Trajectorium transversum und des Hauptdrucktrajektoriums direkt über dem Angulussegment zu verzeichnen (Abb. 14, 15).

Das Spannungssystem Lewins (1913) zeigt in seiner kausalen Erklärung die bisher beste Übereinstimmung mit den spannungsoptisch ermittelten Trajektorienverläufen. Da es jedoch ebenso, wie das von Walkhoff (1902) aufgestellte Schema nur auf einer Ebene bezogen ist, gibt es keine Auskunft über die räumlichen Spannungsverhältnisse des Unterkiefers.

Die Spongiosastrukturen, die Davida (1915) in macerierten Knochenschliffen entdeckt zu haben glaubte, entbehren jeglichen kausalen Charakters. Seiner Abbildung können weder ein Hauptdruck- noch ein Hauptzugspannungssystem entnommen werden. Vielmehr sind sämtliche Spongiosazüge nur einem „Balkensystem" des Muskel- und Gelenkfortsatzes zugeteilt. Der Vergleich dieses Linienkomplexes mit den spannungsoptisch ermittelten Trajektorienverläufen zeigt nicht die geringste Übereinstimmung. Es ist deshalb mechanisch nicht zu rechtfertigen, die Liniensysteme Davidas (1915) als Trajektoriensysteme zu bezeichnen.

Die Existenz der von Gaman (1929) beschriebenen, von den Zahnwurzelspitzen bogenförmig nach caudo-dorsal verlaufenden Spongiosazügen konnte von mir an Knochenschliffen bestätigt werden (Abb. 27, 28). Dieses „Trajectorium basale alveoli" scheint funktionell bedingt zu sein und die morphologische

Korrelate der Druckspannungstrajektorien darzustellen, die sich im spannungsoptisch ermittelten Trajektorienbild unter den Wurzelspitzen darstellen. Sie ord-
nen sich in bogenförmigem Verlauf nach caudo-dorsal dem Hauptdruckspannungssystem ein (Abb. 14).

An schichtweisen Knochenschliffen in drei senkrecht zueinander stehenden
Ebenen gelang Katz (1931) eine Analyse der räumlichen Spongiosaverhältnisse
des Gelenk- und Muskelfortsatzes, die eine gute Übereinstimmung mit meinen
Ergebnissen zeigt. Dagegen bezweifelt er die Existenz eines Hauptdruck- und
Hauptzugtrajektoriums. Die in Röntgenbildern erkennbaren Strukturen erklärt
er auf folgende Weise: Das Zugtrajektorium (Trajectorium dentale) kommt
durch Spongiosabälkchen zustande, die von einer Alveole zur anderen verlaufen.
Das Drucktrajektorium (Trajectorium basale und marginale) setzt sich durch
schräge und parietale Bälkchen zusammen, welche eine mehr oder minder horizontale Lage haben, weshalb sie im Röntgenogramm in Form einer Längsstreifung projiziert werden. Seine Behauptung, das Knochenmaterial sei in
Abhängigkeit von den Anforderungen der Widerstände und der möglichen Arbeit
des Kiefers verteilt, kann von mir in den Vergleichen der densitometrischen
mit den spannungsoptischen Ergebnissen bestätigt werden.

Das Spongiosastrukturschema Seipels (1934) zeigt weitgehende Ähnlichkeit
mit dem von Lewin (1913). Hinsichtlich der Spongiosa des Angulussegmentes
sieht auch er keine Begründung für eine Unterteilung in verschiedene Trajektorien im Sinne der Einteilung Walkhoffs (1902). Die Durchkreuzung der Trajectorien posticum und marginale nach Walkhoff (1902) glaubt Seipel (1913) auf die
Compactatuberositäten in diesem Gebiet zurückführen zu können. Seiner Ansicht
nach ist die Spongiosa des Alveolarfortsatzes infolge ihrer mannigfaltigen Verlaufsrichtungen unmöglich in ein einfaches Schema zu bringen. Dieser Feststellung kann insofern zugestimmt werden, als die Strukturen des Alveolarfortsatzes ein lokales Spannungssystem darstellen, das dem ständigen Beanspruchungswechsel durch physiologische und zuweilen auch pathologische Faktoren
direkt ausgesetzt ist und somit kein einheitliches Spannungssystem bilden kann.
Molnar (1939) demonstriert mit Hilfe von Röntgenbildern die morphologisch,
funktionell und konstitutionell bedingten Unterschiede im Aufbau der einzelnen
Kiefer. Aufschlußreich sind vor allem seine Röntgenbilder vom Kieferköpfchen,
die die funktionelle Abhängigkeit der Knochenstruktur von der Bißart und
Bißhöhe veranschaulichen. Diese Ergebnisse deuten klar auf eine mechanische
Beanspruchung der Kiefergelenke hin.

Die Frage nach der Kiefergelenkbeanspruchung hat verwirrende Meinungs-
verschiedenheiten hervorgerufen. So lehnen zahlreiche Autoren (Robinson, 1946;
Scott, 1957; Weber-Thedy, 1962) jede Druckbelastung des Kiefergelenkes ab,
während andere (Roydhouse, 1955; Sicher, 1960; Häupl, 1961; Findlay, 1964)
eine mechanische Beanspruchung bejahen.

Die dynamische Beanspruchung des Unterkiefers während des Kauaktes deutet auf eine Druckbelastung der Kondylen hin. So sprechen die Ergebnisse der
Modellexperimente, in denen die Gelenke belastet wurden für die Richtigkeit der
Versuchsanordnung. Die beschriebenen Spannungsverläufe der Trajektorienbilder,
deren morphologische Korrelate in Knochenschnitten nachgewiesen werden konnten, sind nämlich an eine Versuchsanordnung gebunden, in dem eine Druck-

belastung der Kondylen vorliegt. Modellexperimente, in denen kein Gelenk-druck erzeugt wird, werden. Spannungssysteme verursachen, die sich grund-sätzlich von den vorliegenden Strukturen unterscheiden. Das trajektorielle Spongiosasystem der Gelenkfortsätze, das mit den Spannungsverläufen in den entsprechenden Modellschnitten übereinstimmt, spricht also deutlich für eine mechanische Beanspruchung der Kondylen. Ebenso erlaubt der histologische Auf-bau der Gelenkgewebe eine gewisse Druckbelastung der Kiefergelenke. Die von Steinhardt (1934) entdeckte Anordnung der Faserknorpel des Kiefergelenkes kann als funktionelle Struktur gedeutet werden. Seiner Ansicht nach besteht auch eine gesetzmäßige Abhängigkeit der Kondylenform von der Bißart. Das Vorkommen chrondroider Zellen an der Oberfläche und im Inneren des Discus articularis spricht für eine funktionelle Beanspruchung durch scherende Kräfte. (Kjellberg, 1904; Baecker, 1931; Loos, 1946; Boucher, 1962; Häupl, 1960). Die Feststellung von Smith und Robinson (1953), daß der Unterkiefer nach Kondylektomie nach dorso-cranial abweicht, scheint ebenfalls auf eine Druck-belastung der Kiefergelenke hinzuweisen.

Die theoretische und spannungsoptische Analyse der Kiefergelenksbean-spruchung von Molitor (1969), bei der die einzelnen Muskeln bzw. Muskelanteile in einem bestimmten Verhältnis zueinander eingesetzt werden, ergibt auch bei Kaudruck die Möglichkeit einer Belastungsfreiheit der Gelenke. In diesem Fall entspricht die Muskelresultierende in Muskelverlauf und Hebelarmgröße dem Kau-druck; sie ist jedoch umgekehrt gerichtet.

In allen anderen Fällen wird eine aus der Muskelresultierenden und dem Kaudruck resultierende Kraft auf das Gelenk einwirken. Die Qualität dieser Kraft hängt jedoch von der Gelenkbahnneigung ab. Da nur Druckkräfte im Gelenk aufgenommen werden können, muß die resultierende Kraft senkrecht auf der Gelenkfläche stehen. Demzufolge macht fast jede Stellungsänderung des Capitulums eine Richtungsänderung dieser Gesamtresultierenden erforderlich. Da während des Kaugeschehens die Richtung und der Ansatz des Kaudruckes, sowie die Muskelresultierende verändert werden können, besteht eine große Variations-breite in der Gelenkbeanspruchung.

Mit Hilfe der graphischen Statik konnte Molitor (1969) nachweisen, daß die Muskelkombination, die nach Schuhmacher (1961) bei der Adduktion des Unter-kiefers auftritt, und die auch in meinen Modellexperimenten angewandt wurde, eine deutliche Gelenkbeanspruchung erzeugt. Ebenso sprechen die elektromyo-graphischen Befunde und die Ergebnisse der Knochendichtemessungen von Moli-tor (1969) für eine Beanspruchung der Kiefergelenke im Regelfall.

Das Spongiosasystem Conrads (1949), das große Ähnlichkeit mit dem von Walkhoff (1902) entworfenen Trajektorienschema zeigt, kann nicht als zusammen-hängendes Spannungssystem betrachtet werden. Die spitzwinkligen Kreuzungen der einzelnen „Trajektorien" sind mechanisch nicht zu rechtfertigen.

Die Verteilung der Isochromaten in den bezahnten und unbezahnten, ebenen Unterkiefermodellen von Kurljandskii und Chesin (1962) entspricht weitgehend der Beanspruchungsverteilung meiner Modelle.

Die Frage, ob auch die Compacta eine trajektorielle Struktur aufweise, wurde von vielen Autoren bejaht.

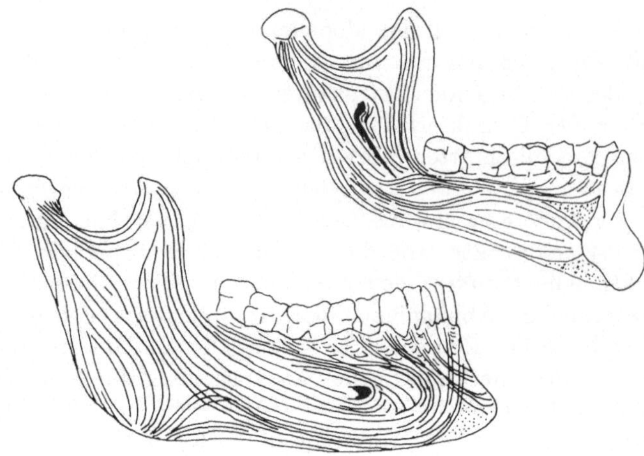

Abb. 31. Spaltlinien am bezahnten menschlichen Unterkiefer (nach Dowgjallo, 1932)

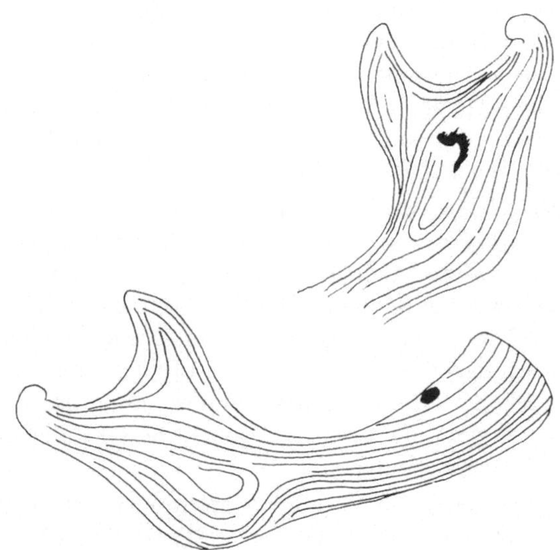

Abb. 32. Spaltlinien am unbezahnten menschlichen Unterkiefer. (Nach Dowgjallo, 1932)

Schon H. v. Meyer (1867) glaubte, daß die Compacta eine Struktur besitze, die einer zusammengedrängten Spongiosa entspreche. — Benninghoff (1925, 1927, 1930, 1931) deutete seine Spaltlinien als mechanische Resultierende des Feinbaues der Corticalis, die mit der Streichrichtung der Osteone zusammenfallen und somit gleichzeitig die Richtung der größten Druck- und Zugfestigkeit des Knochens anzeigen. Seine Spaltlinien am Unterkiefer stimmen im Prinzip mit denen von Dowgjallo (1932) und Seipel (1934, 1948) überein (Abb. 31—33). Auch die Verlaufsrichtung der Osteone, die Dempster und Enlow (1959) durch Anfüllung der Haversschen Kanäle mit indischer Tusche darstellen konnten, entspricht diesen Liniensystemen.

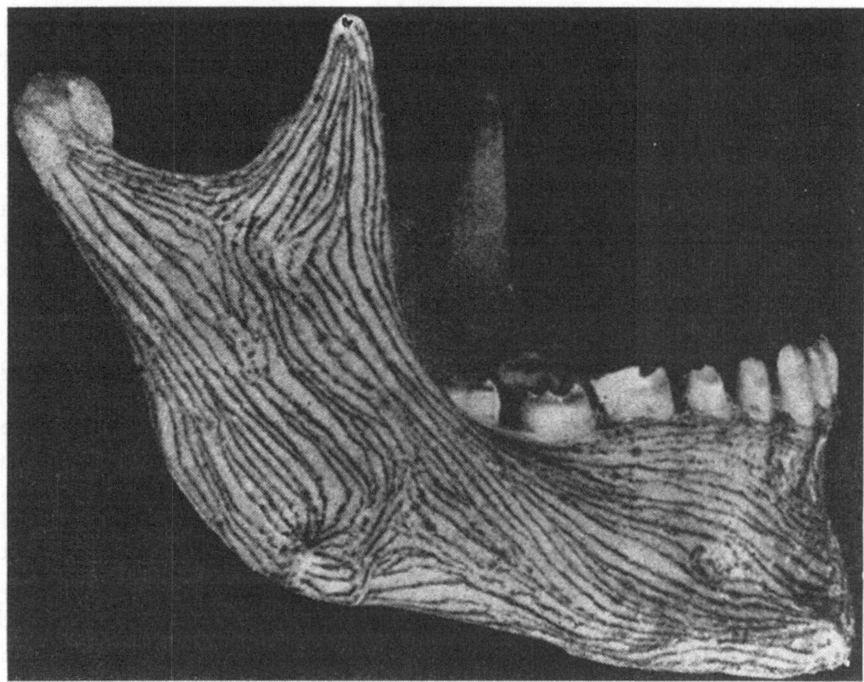

Abb. 33. Spaltlinien am bezahnten menschlichen Unterkiefer (nach Seipel, 1948)

Pauwels (1965) weist darauf hin, daß die Spaltlinien und damit die Osteone sowohl während der Embryonalzeit, als auch im späteren Leben stets in der Längsrichtung des Knochens verlaufen, also eine Verkörperung der Zugtrajektorien aus dem Wachstum darstellen. Richtungsänderungen der Spaltlinien sind auf circumscripte Haftstellen des Periostschlauches am Knochen zurückzuführen (Pauwels, 1948).

Der Vergleich der Spaltlinien des Unterkiefers mit den spannungsoptisch ermittelten Trajektorien an Vergleichsmodellen zeigt, daß die Verlaufsrichtung dieser Wachstumsstrukturen mit derjenigen der Hauptdruck- bzw. Hauptzugtrajektorien weitgehend übereinstimmt, die rechtwinklig kreuzenden sekundären Druck- bzw. Zugkomponenten jedoch nicht nachgewiesen werden können. Es kann also gesagt werden, daß die Compacta des Unterkiefers eine der Funktion angepaßte Wachstumsstruktur aufweist (Pauwels, 1948).

Zusammenfassung

Zur Klärung der Frage nach der funktionellen Gestalt und Struktur der Mandibula wurden 16 menschliche Unterkiefer untersucht.

Die Materialdichte wurde an seitlichen Röntgenaufnahmen densitometrisch bestimmt. Die Spannungsverläufe wurden mit dem photographischen Verfahren im zwei- und dreidimensionalen spannungsoptischen Modellexperiment ermittelt. Dabei wurde erstmals eine Methode angewandt, die es ermöglicht, verschiedene, zeitlich nacheinander auftretende Spannungsverläufe zu summieren und als „Summationsbild" darzustellen. Die Verteilung der Spannungsgrößen wurde ebenfalls im spannungsoptischen Modellversuch bestimmt. Die aus dem Isochromatenbild abgeleitete und aus den Trajektorienbildern densitometrisch ermittelte Beanspruchungsverteilung wurde in Einzeldiagrammen dargestellt und mit den entsprechenden Materialverteilungsdiagrammen verglichen. Hier zeigt vor allem die aus den Trajektorienbildern abgeleitete Beanspruchungsverteilung eine sehr gute Übereinstimmung mit der entsprechenden Materialverteilung. Die Materialmenge ist der Beanspruchungsgröße in guter Näherung proportional. Dieses Ergebnis spricht deutlich für eine funktionelle Anpassung des Unterkieferknochens an die örtlichen Beanspruchungsgrößen. Auch der Vergleich von Knochen- und Modellschnitten in drei senkrecht zueinander stehenden Ebenen läßt eine gute Überinstimmung zwischen Spongiosaarchitektur und räumlichen Spannungsverläufen in den Modellen erkennen. Daraus kann geschlossen werden, daß der Unterkiefer auch in seiner räumlichen Struktur funktionell angepaßt ist. Der Vergleich der Trajektorienverläufe im Modell mit den Spaltlinien der Compacta spricht dagegen für eine an die Funktion angepaßte Wachstumsstruktur der Unterkiefercompacta, wie sie von Pauwels (1948) auch für den Röhrenknochen beschrieben wurde.

Die Ergebnisse dieser Arbeit bestätigen die Ansicht von Pauwels (1948), daß die Substanzmenge im Knochen und die örtliche, spezifische Festigkeit (vgl. Schmitt, 1966; Amtmann, Schmitt, 1966) den in einem entsprechend beanspruchten, homogenen Vergleichskörper auftretenden Spannungsgrößen überall nahezu proportional sind. Die Spongiosaelemente sind trajektoriell ausgerichtet und somit rein axial auf Druck oder Zug beansprucht. Die Anpassung der Compacta an die Beanspruchung erfolgt durch Änderung der Querschnittsform und der Materialverteilung.

Investigation of the Functional Structure of the Human Mandibula
Summary

Sixteen human lower jaw-bones were examined in order to clear the question about the causative interrelation and the constructive relation of the outer and inner bone morphology of the mandible.

The radiographic presentation of all preparations in right and left lateral view served as a basis for the densitometric definition of material. The photographic method in two — and three — dimensional photoelastic experiments was selected to investigate the directions of stresses. For the first time a method was used which allowed to add up any amount of directions of stresses, found in the lower jaw — bone while chewing and which become evident in a "summarizing picture". The strain values were also determined by photoelastic studies. The distribution of stresses derived from the isochromatic and the trajectorial patterns was represented in single diagrams and compared with the equivalent diagrams showing the distribution of material. Especially the comparative diagrams of the stress-distribution derived from the trajectorial patterns showed a very striking conformity with the respective distribution of material. The amount of material is almost proportional to the strain values. This result confirms the opinion of the functional adaptation of the bone of the mandible to the local strain values. Also the comparison of the bone and model dissections in three rectangular planes showed a good adaptation of the architecture of spongy bone to the volumetric expansion of the stresses in the model. It can be infered that the volumetric structur of the mandible is subjected to functional adaptation. On the contrary the comparision of the trajectorial patterns with the split — lines of the cortex of the mandible presents a structure of growth, adapted to its function (cf. Pauwels, 1948).

These results confirm Pauwels' (1948) opinion that the amount of substance in bone and the local specific solidity (cf. Schmitt, 1966; Amtmann, Schmitt 1966) are everywhere almost proportional to the appearing strain values in an equally stressed homogeneous model. The elements of spongy bone are stressed by axial compressive or tensile stresses and are therefore arranged in trajectorial patterns. The adaptation of the cortex to the stress is achieved by changing the cross sections in their shape and distribution of material.

Key-Words: Mandibula — Bone, Structure — Bone, Functional adaptation — Substancia spongiosa, Functional structure.

Literatur

Altmann, K.: Experimentelle Untersuchungen über mechanische Ursachen der Knochenbildung. Z. Anat. Entwickl.-Gesch. **114**, 457—476 (1950).

Amtmann, E.: The distribution of breaking strength in the human femur shaft. J. Biomech. **1**, 271—277 (1968).

— Schmitt, H. P.: Über die Verteilung der Corticalisdichte im menschlichen Femurschaft und ihre Bedeutung für die Bestimmung der Knochenfestigkeit. Z. Anat. Entwickl.-Gesch. **127**, 25—41 (1968).

Amat Muñoz, P.: Investigacion de la structura funzional dela clavicula con ayuda del metodo fotoelastico. An. Anat. **11**, 45—51 (1962).

Assmann, W.: Knochen und Trabekel als Ausdruck von Kieferbelastung. Dargestellt für den Unterkiefer und nachgeprüft an einigen Fällen von Unterkieferdeformitäten. Med. Diss. Würzburg 1921.

Baecker, R.: Zur Histologie des Kiefergelenkmeniscus des Menschen und der Säuger. Z. mikr.-anat. Forsch. **26**, 223—268 (1931).

Bartels, W.: Die Trajektorienzüge der Spongiosa des Unterkiefers. Med. Diss. Halle 1922.

Barth, M.: Über die funktionelle Struktur des Oberkieferapparates bei Neuweltaffen. Anat. H. **56**, 171—242 (1919).

Bell, G. H.: Bone as a mechanical engeneering problem. In: G. H. Bourne, The biochemistry and physiology of bone, p. 27—52. New York: Acad. Press Inc. 1956.

Benninghoff, A.: Spaltlinien am Knochen, eine Methode zur Ermittlung der Architektur platter Knochen. Verh. anat. Ges. (Jena) **34**, 189—206 (1925).

— Über die Anpassung der Knochenkompakta an geänderte Beanspruchung. Anat. Anz. **63**, 289—299 (1927).

— Die Anatomie funktioneller Systeme. Morph. Jb. **65**, 1—44 (1930).

— Über die Entstehung funktioneller Strukturen. Verh. anat. Ges. (Jena) **39**, 62—70 (1931).

Bergemann, O.: Der Winkel zwischen aufsteigendem Ast und Basis des Unterkiefers und der Winkel zwischen Proc. coronoideus und aufsteigendem Ast bei den verschiedenen Menschenrassen. Med. Diss. Leipzig 1929.

Birkenbeil, Ch.: Das Trabekularsystem des Unterkiefers und Oberkiefers unter besonderer Berücksichtigung des Alveolarfortsatzes im Molarengebiet im normalen und pathologischen Zustand. Med. Diss. Köln 1931.

Bluntschli, H.: Die menschlichen Kieferwerkzeuge in verschiedenen Alterszuständen. Erg.-Bd. zu Anat. Anz. **61**, 163—176 (1926).
— Von den Kräften, welche die Kiefer bewegen und gestalten. Paradentium **1**, 87—97 (1929).
Boucher, L. J.: Anatomy of the temporomandibular joint as it pertains to centric relation. J. prosth. Dent. **12**, 464—472 (1962).
Braunschweiger, H.: Die Bedeutung der Spongiosa des Unterkiefers für das Röntgenbild. Med. Diss. Würzburg 1922.
Conrad, M. L.: Trajektoriensystem im Unterkiefer. Med. Diss. Düsseldorf 1949.
Culmann, K.: Die graphische Statik, Bd. 1, Zürich: 1. Aufl. 1866, 2. Aufl. 1873.
Davida, L.: Die Struktur des Unterkiefers. Festschrift zum 25jährigen Dozenten-Jubiläum des Prof. K. Lechner, 1915.
Dempster, W. T., Enlow, D. H.: Patterns of vascular cannels in cortex of the human mandible. Anat. Rec. **135**, 189–205 (1959).
Dowgjallo, N. D.: Die Struktur der Kompakta des Unterkiefers bei normalem und reduziertem Alveolarfortsatz. Z. Anat. Entwickl.-Gesch. **97**, 55—67 (1932).
Engel, J.: Über die Gesetze der Knochenentwicklung. S.-B. Wien. Akad. Wiss. **7** (1851).
Eschler, J.: Das Kausystem ein Funktionskreis. Morph. Jb. **104**, 444—458 (1963).
Fick, R.: Handbuch der Anatomie und Mechanik der Gelenke. Teil III, Spezielle Gelenk- und Muskelmechanik. Jena: G. Fischer 1911.
Findlay, J. A.: Mandibular joint pressures. J. dent. Res. **43**, 140—148 (1964).
Föppl, L., Mönch, E.: Praktische Spannungsoptik. Berlin-Göttingen-Heidelberg: Springer 1950.
Franke, O.: Beitrag zur funktionellen Anpassung des Knochens unter besonderer Berücksichtigung des Unterkiefers vor und nach Zahnverlust. Med. Diss. Marburg 1922.
Gallois, E., Lafond, M., Japiot, A.: Architekture intérieur des os maxilaires. Mechanisme de la mastication. Rev. chir. (Paris) **66**, 367—398 (1928).
Gaman, F.: Beiträge zur Frage der Kieferknochenstruktur unter normalen und einigen krankhaften Verhältnissen. Z. Stomat. **27**, 824—845 (1929).
Gebhardt, W.: Über funktionell wichtige Anordnungsweisen der gröberen und feineren Bauelemente der Wirbeltierknochen. Arch. Entwickl.-Mech. Org. **12** (1901).
— Auf welche Art der Beanspruchung reagiert der Knochen jeweils mit der Ausbildung einer entsprechenden Architektur? Arch. Entwickl.-Mech. Org. **16**, 3 (1903).
— Über die funktionelle Knochengestalt. Verh. dtsch. Ges. orthop. Chir. **27**, 121—220 (1910).
Graziati, C.: La fotoelasticità quale metodo di studio dell' anatomia funzionale dello scheletro. Clin. ortop. **13**, 497—507 (1961).
Häupl, K.: Gewebsumbau und Zahnverdrängung in der Funktionskieferorthopädie. Leipzig: Joh. Ambrosius Barth 1938.
— Über die Gesetzmäßigkeiten, welche die geweblichen Veränderungen bei der Knochentransformation beherrschen. Z. Anat. Entwickl.-Gesch. **112**, 41—104 (1943).
— Über das Wesen und die Auswirkungen des funktionellen Reizes des Kausystems. Zahnärztl. Welt **5**, 136—137 (1959).
— Funktionelles Reizgeschehen und Umbau in den Kiefergelenksgebieten unter physiologischen und pathologischen Bedingungen. Fortschritt Kiefer- und Gesichtschirurgie, Bd. VI. Stuttgart: Thieme 1960.
— Zahnärztliche Prothetik. Leipzig: Joh. Ambrosius Barth 1961.
Hein, H.: Veränderungen der Spongiosa im Laufe des Wachstums. Med. Diss. Freiburg 1943.
Herold, K. H.: Spannungsoptische Untersuchungen an Knochenmodellen. Beier-Physik 4, aus dem Institut für Biophysik der Karl-Marx-Universität Leipzig (1964).
Jansen, M.: Over beenvorming. Haar verhouding tot trek en druk. Leiden: Brill 1918.
Katz, A.: Architektur des Unterkiefers im Zusammenhang mit der Lage der Wurzeln und der Widerstandsfähigkeit des Zahnbogens beim Erwachsenen. Vjschr. Zahnheilk. **47**, 85—106, 214—249 (1931).
Kjellberg, K.: Beiträge zur Entwicklungsgeschichte des Kiefergelenkes. Morph. Jb. **32**, 159—184 (1904).

Knese, K. H.: Allgemeine Bemerkungen über Belastungsuntersuchungen des Knochens sowie spezielle Untersuchungen am Oberschenkel unter der Annahme einer Krankonstruktion. Anat. Anz. **101**, 186—203 (1955).
— Belastungsuntersuchungen des Oberschenkels unter der Annahme des Knickens. Morph. Jb. **97**, 405—452 (1956).
— Knochenstruktur als Verbundbau. Zwanglose Abhandlungen aus dem Gebiet der normalen und pathologischen Anatomie. Stuttgart: G. Thieme 1958.
Knief, J. J.: Quantitative Untersuchung der Verteilung der Hartsubstanzen im Knochen in ihrer Beziehung zur lokalen mechanischen Beanspruchung. Z. Anat. Entwickl.-Gesch. **126**, 55—80 (1967).
— Materialverteilung und Beanspruchungsverteilung im coxalen Femurende. Z. Anat. Entwickl.-Gesch. **126**, 81—116 (1967).
Koch, J. C.: The laws of bone architecture. Amer. J. Anat. **21**, 177—298 (1917).
Köllner, R.: Funktionelle und statische Betrachtungen über den Kieferapparat. Med. Diss. Köln 1923.
Kristen, K.: Die Regeneration der Kieferknochen nach Zystenoperation unter Berücksichtigung der Einflüsse der Funktion. Dtsch. zahnärztl. Z. **8**, 653—660 (1953).
Küntscher, G.: Über den Nachweis von Spannungsspitzen am menschlichen Knochengerüst. Morph. Jb. **75**, 427—444 (1935).
Kummer, B.: Die Anordnung zugfesten Materials im Sphenooccipitalknorpel menschlicher Embryonen. Z. Anat. Entwickl.-Gesch. **118**, 235—250 (1956).
— Eine vereinfachte Methode zur Darstellung von Spannungstrajektorien, gleichzeitig ein Modellversuch für Ausrichtung und Dichteverteilung der Spongiosa in den Gelenkenden der langen Röhrenknochen. Z. Anat. Entwickl.-Gesch. **119**, 223—234 (1956).
— Bauprinzipien des Säugetierskeletes. Stuttgart: Georg Thieme 1959.
— Biomechanik des Säugetierskeletes, Handbuch der Zoologie, 8. Bd., 24. Lief. Berlin: W. de Gruyter & Co. 1959/1960.
— Statik und Dynamik des menschlichen Körpers. Handbuch der Arbeitsmedizin, Bd. 1, 1. München-Berlin-Wien: Urban & Schwarzenberg 1961.
— Funktioneller Bau und funktionelle Anpassung des Knochens. Anat. Anz. **111**, 261—293 (1962).
— Funktionelle Anpassung und Präadaptation. Zool. Anz. **169**, 50—67 (1962).
— Die Biomechanik der aufrechten Haltung. Mitt. naturforsch. Ges. Bern **22**, 1965.
— Photoelastic studies on the functional structure of bone. Folia biotheoret. **6**, 31—40 (1966).
Kurljandskii, W. J., Chesin, G. L.: Untersuchung des Spannungszustandes des Kiefers mit der polarisationsoptischen Methode. Stomatologiya (Mosk.) **41**, 66—71 (1962).
Landsberger, H.: Der Einfluß der Zähne auf die Entwicklung des Schädels. Arch. Anat. u. Physiol., Physiol. Abt. (1911).
Lenhossek, M.: Das innere Relief des Unterkieferastes. Arch. Anthropol. **18**, 49—59 (1920).
Lewin, W. W. C.: Die innere Struktur der Mandibula der Anthropinen und Anthropoiden in mechanischer Beleuchtung. Bonn: Hch. Ludwig 1913.
Loos, St.: Die Mechanik der Kiefergelenke. Wien: Urban & Schwarzenberg 1946.
Maquet, P., Simonet, J., de Marchin, P.: Etudes fotoélastiques du genou. Rev. Chir. orthop. **52**, 4—11 (1966).
Meyer, H.: Die Architektur der Spongiosa. Reichert u. Dubois-Reymond's Arch. 615—628 (1867).
Molitor, J.: Untersuchungen über die Beanspruchung des Kiefergelenks. Z. Anat. Entwickl.-Gesch. **128**, 109—140 (1969).
Molnar, L.: Die Knochenstruktur des Unterkiefers als funktionelles System. Z. Stomat. **16**, 1177—1196 (1939).
Monheimer, B.: Röntgenaufnahmen horizontaler Schliffe. Dtsch. Zahnklinik **72**, 3—54 (1928).
Motsch, A.: Spannungsoptische Experimente zur funktionellen Anatomie des Unterkiefers. Med. Habil. Freiburg 1965.
Müller, M.: Über die Richtung des Kaudruckes. Zahnärztl. Rdsch. **52**, 563—576 (1943).
Otani, T.: Studies on photoelastic stress analysis of congenital dislocation of the hip. J. Jap. Orthop. Ass. **37**, 1007—1026 (1964).

Pauwels, F.: Bedeutung und kausale Erklärung der Spongiosaarchitektur in neuer Auffassung. Ärztl. Wschr. **3**, 379 (1948).
— Gesammelte Abhandlungen zur funktionellen Anatomie. Berlin-Heidelberg-New York: Springer 1965.
Pickardt, O.: Vergleichende anatomische Untersuchungen über die Struktur der Substantia compacta des Schädels nach der Spaltlinienmethode. Med. Diss. Freiburg i. B. 1930.
Ramfjord, S. P., Ash, M.: Physiologie und Therapie der Okklusion. Berlin: „die Quintessenz" 1968.
Rauber, A.: Lehrbuch der Anatomie des Menschen, Bd. I. Leipzig: Besold 1892.
Robinson, M.: Temporomadibular joint: Theory of reflex controlled nonlever action of the mandible. J. Amer. dent. Ass. **33**, 1260—1271 (1946).
Roux, W.: Gesammelte Abhandlungen, Bd. I und II. Leipzig: Wilhelm Engelmann 1895.
Rowland, R.: Microradiographic measurements of mineral density. Radiat. Res. **10**, 234—242 (1959).
Roydhouse, R. H.: The temporomandibular joint: Upward force of the condyles on cranium. J. Amer. dent. Ass. **50**, 166—172 (1955).
Rummel, G.: Über den Einfluß der Muskelausschaltung auf die Kiefer- und Schädelbildung. Med. Diss. Frankfurt 1933.
Schlüter, K.: Spannungsoptische Modellversuche zu Form und Funktion der Wirbelsäule. Verh. Dtsch. Ges. Orthop. Tübingen (1958).
Schmitt, H. P.: Über die Beziehungen zwischen Dichte und Festigkeit des Knochens am Beispiel des menschlichen Femur. Z. Anat. Entwickl.-Gesch. **127**, 1—24 (1968).
Schmitz, O.: Die Bedeutung der Funktion für die Gestaltung der Kiefer. Med. Diss. Münster 1933.
Schumacher, G. H.: Funktionelle Morphologie der Kaumuskulatur. Jena: G. Fischer 1961.
Schuricht, H.: Über Änderungen am Unterkiefer während der ontogenetischen und phylogenetischen Entwicklung. Med. Diss. Halle 1952.
Scott, J. H.: Muscle growth and function in relation to sceletal morphology. Amer. J. Physiol. Anthropol. **15**, 197—205 (1957).
Seipel, C. M.: Über den strukturellen Bau des Unterkiefers beim Menschen. Med. Diss. Bonn 1934.
— Trajectories of the jaws. Acta odont. scand. **8**, 81—181 (1948).
Sicher, H.: Oral anatomy. St. Louis. C. V. Mosby Comp. 1960.
Smith, A. E., Robinson, M.: Mandibular function after condylectomy. J. Amer. dent. Ass. **46**, 304—321 (1953).
Steinhardt, G.: Untersuchungen über die Beanspruchung der Kiefergelenke und ihre geweblichen Folgen. Dtsch. Zahn-, Mund-Kieferheilk. **91**, 1—78 (1934).
Titschack, H.: Ein Beitrag zur Frage des Modellwerkstoffes im ebenen und räumlichen Versuch (sog. Einfrier- oder Erstarrungsverfahren). Als Abhandlung für die Dynamit Nobel A.G. erschienen 1966.
Toldt, C.: Über einige Struktur- und Formverhältnisse des menschlichen Unterkiefers. Korr.-Bl. antropol. Ges. **35**, 94—107 (1904).
Triepel, H.: Über mechanische Strukturen. Anat. Anz. **23**, 480—486 (1903).
— Die trajektoriellen Strukturen. Wiesbaden: Bergmann 1908.
— Die Architektur der Knochenspongiosa in neuer Auffassung. Z. Konstit.-Lehre, Berlin 8, 269—309 (1922).
Virtama, J.: Determination of the mineral content of human fingerbones by silver analysis of roentgenograms. Acta anat. (Basel) **31**, 1 (1957).
Walkhoff, O.: Der menschliche Unterkiefer im Lichte der Entwicklungsmechanik. Dtsch. Msch. Zahnheilk. **19**, 529—538, 2—22 (1900/1901).
— Der Unterkiefer der Antropomorphen und des Menschen in seiner funktionellen Entwicklung und Gestalt. Selenka: Studien über Entwicklungsgeschichte 9. Wiesbaden: von Kreidel 1902.
Weber-Thedy, K. W.: Kritischer Beitrag zur Artikulationslehre. Dtsch. zahnärztl. Z. **17**, 1266—1279 (1962).
Weidenreich, F.: Wie kommen funktionelle Anpassungen der Außenform des Knochenskeletes zustande? Paläontol. Z. **7**, 34 (1924).

Weigele, B.: Ein Versuch, am Bau des Unterkiefers die Gesetze der Mechanik und Statik aufzufinden. Korresp.-Bl. Zahnärzte **47**, 3—19 (1921).

Williams, D. E., Mason, A.: Bone density measurements in vivo. Science **138**, 39—40 (1962).

— Samson, A.: Bone density of east indian and american students. J. Amer. diet. Ass. **36**, 462—466 (1960).

Winkler, R.: Über den funktionellen Bau des Unterkiefers. Z. Stomat. **19**, 403—427 (1921).

— Der funktionelle Bau des menschlichen Kieferapparates. Dtsch. Zahnheilk. **55**, 84—155 (1922).

— Über Wachstum und Formbildung des menschlichen Kieferapparates. Vjschr. Zahnheilk. **39**, 541—556 (1923).

— Die Kräfte auf und in dem Kiefer beim Kauakt. Z. zahnärztl. Orthop. **18**, 140—148 (1926).

Witmer, M.: Die Knochenstruktur des Unterkiefers mit Beurteilung der Übergänge vom anatomischen zum pathologischen Befund. Med. Diss. Düsseldorf 1956.

Witt, E.: Die Form des Kieferwinkels in ihrer Abhängigkeit von der Kaumuskulatur unter besonderer Berücksichtigung der Elektromyographie. Med. Diss. Freiburg i. B. 1961.

Wolff, J.: Über die Bedeutung der Architektur der spongioösen Substanz. Cbl. med. Wiss. **54**, 849—851 (1869).

Wolff, J.: Über die innere Architektur der Knochen und ihre Bedeutung für die Frage vom Knochenwachstum. Virchows Arch. path. Anat. **50**, 62—389 (1870).

— Über die Theorie des Knochenschwundes durch vermehrten Druck und der Knochenbildung durch Druckentlastung. Langenbecks Arch. klin. Chir. **42**, 302—324 (1891).

— Das Gesetz der Transformation der Knochen. Berlin 1892.

— Die Lehre von der funktionellen Knochengestalt. Arch. path. Anat. u. Physiol. **155**, 256—315 (1899).

— Über die normale und pathologische Architektur der Knochen. Arch. Anat. u. Physiol. 239—254 (1901).

Wyman, J.: On the cancellated structure of the bones of the human body. Boston J. Nat. Hist. **6**, 125—140 (1850—1857).

Zeiger, K.: Entwicklungsphysiologische und konstruktionsanalytische Probleme am menschlichen Kieferapparat. Paradentium **5**, 1—20 (1932).

Ergebnisse der Anatomie
und Entwicklungsgeschichte

Advances in Anatomy
Embryology and Cell Biology

Revues d'anatomie
et de morphologie expérimentale

Editores

A. Brodal, Oslo · W. Hild, Galveston · R. Ortmann, Köln
T. H. Schiebler, Würzburg · G. Töndury, Zürich · E. Wolff, Paris

Band 44 (Heft 1—6)

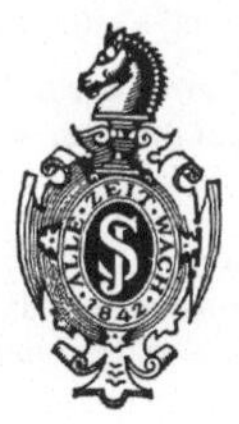

Springer-Verlag Berlin Heidelberg New York 1971

ISBN-13:978-3-540-05531-0   e-ISBN-13:978-3-642-65260-8
DOI: 10.1007/978-3-642-65260-8

Inhalt